I0112492

LA INFLAMACIÓN
BAJO CONTROL

MAGDA NEDZA

@magda_nutricionholistica

LA INFLAMACIÓN
BAJO CONTROL

**Más de 40 recetas antiinflamatorias
y 4 menús estacionales
para optimizar tu salud**

VERGARA

Papel certificado por el Forest Stewardship Council®

MIXTO
Papel | Apoyando la
silvicultura responsable
FSC® C117695
FSC
www.fsc.org

Penguin
Random House
Grupo Editorial

Primera edición: abril de 2025

© 2025, Magda Nedza (@magda_nutricionholistica)
© 2025, Penguin Random House Grupo Editorial, S. A. U.
Travessera de Gràcia, 47-49. 08021 Barcelona
© 2025, Davinia Castillo, por las fotografías del interior

Penguin Random House Grupo Editorial apoya la protección de la propiedad intelectual. La propiedad
intelectual estimula la creatividad, defiende la diversidad en el ámbito de las ideas y el conocimiento, promueve la
libre expresión y favorece una cultura viva. Gracias por comprar una edición autorizada de este libro y por respetar
las leyes de propiedad intelectual al no reproducir ni distribuir ninguna parte de esta obra por ningún medio sin
permiso. Al hacerlo está respaldando a los autores y permitiendo que PRHGE continúe publicando libros para todos
los lectores. De conformidad con lo dispuesto en el artículo 67.3 del Real Decreto Ley 24/2021, de 2 de noviembre,
PRHGE se reserva expresamente los derechos de reproducción y de uso de esta obra y de todos sus elementos
mediante medios de lectura mecánica y otros medios adecuados a tal fin. Diríjase a CEDRO (Centro Español
de Derechos Reprográficos, http://www.cedro.org) si necesita reproducir algún fragmento de esta obra.
En caso de necesidad, contacte con: seguridadproductos@penguinrandomhouse.com

Printed in Spain – Impreso en España

ISBN: 978-84-10467-17-0
Depósito legal: B-2.715-2025

Compuesto en M. I. Maquetación, S. L.
Impreso en Gómez Aparicio, S. L.
Casarrubuelos (Madrid)

VE 67170

A mi familia, por su amor incondicional y por ser mi refugio
y mi motor en cada paso de este camino.
A mis pacientes, quienes me inspiran cada día con su valentía
y compromiso por mejorar su salud. Gracias por confiar en mí
y permitirme acompañarlos en su transformación.
A mi querida amiga Joana, por su apoyo inquebrantable,
su luz y su amistad sincera.
Este libro es para ustedes, con todo mi cariño. 💛

Índice

TOMAR EL CONTROL DE TU SALUD ES EL MAYOR ACTO DE AMOR PROPIO Y EMPODERAMIENTO.

Introducción

Te doy la bienvenida a este recorrido hacia una vida más saludable y satisfactoria. Me alegra que estés aquí y que hayas tomado la decisión de cuidar de tu bienestar. Este libro no solo es una guía sobre nutrición y estilo de vida; es un apoyo que te ayudará a descubrir cómo pequeñas decisiones pueden provocar grandes cambios. La inflamación crónica afecta a millones de personas, a menudo de manera silenciosa. Puede que sientas cansancio sin razón aparente, experimentes molestias persistentes o tengas problemas de salud que no mejoran. Si te identificas con esto, es fundamental que sepas que no estás solo y que hay esperanza.

A través de estas páginas, compartiré contigo mis conocimientos como dietista y entusiasta del bienestar integral. Mi intención es proporcionarte herramientas prácticas y accesibles para que comprendas mejor tu cuerpo, lo nutras desde dentro y establezcas un estilo de vida que te haga sentir bien en todos los aspectos.

Prepárate para descubrir cómo ciertos alimentos pueden convertirse en tus mejores aliados, cómo la naturaleza nos ofrece lo que necesitamos en cada estación y cómo pequeños cambios en tu rutina diaria pueden tener un impacto considerable en tu salud. Estoy convencida de que este libro transformará tu experiencia de bienestar. Agradezco tu confianza y la oportunidad de acompañarte en este proceso. Comencemos juntos este camino hacia una vida más saludable y libre de inflamación.

1.
LA INFLAMACIÓN

¿QUÉ ES LA INFLAMACIÓN? MÁS ALLÁ DE LA HINCHAZÓN

La inflamación es un proceso defensivo natural que genera nuestro sistema inmunológico frente a estímulos nocivos (físicos, químicos o biológicos). Es un proceso natural y necesario, ya que constituye un mecanismo de defensa. De hecho, sin inflamación no hay curación.

Así pues, la inflamación es una respuesta fisiológica normal y necesaria para poder sanar y reparar heridas o algún tejido dañado; lo que sí debe preocuparnos es que nuestro cuerpo no sepa volver a la normalidad o controlar esta inflamación a través de un buen sistema inmunológico, lo que nos lleva a la inflamación crónica de bajo grado.

Imagina que te cortas un dedo mientras cocinas. Lo primero que notarás será enrojecimiento, hinchazón y, posiblemente, dolor en la zona afectada. Esto es la inflamación aguda en acción. Tu cuerpo está enviando células inmunitarias y nutrientes al lugar del daño para combatir posibles infecciones y comenzar la reparación. Una vez que el problema se resuelve, la inflamación desaparece.

Sin embargo, cuando este mecanismo permanece activo durante demasiado tiempo o se activa sin una razón clara, se convierte en inflamación crónica. Y ahí es donde empiezan los problemas.

EL ENEMIGO SILENCIOSO: LA INFLAMACIÓN CRÓNICA DE BAJO GRADO

La inflamación crónica de bajo grado es un proceso de inflamación que se prolonga en el tiempo y carece de un fin definido. Aunque su intensidad es baja y los síntomas pueden pasar desapercibidos al principio, su impacto en la salud a largo plazo es significativo y preocupante. Este tipo de inflamación actúa de forma silenciosa, afectando múltiples sistemas en el cuerpo y manifestándose con una variedad de síntomas que pueden parecer desconectados entre sí.

La característica principal de esta inflamación es su baja intensidad. A diferencia de la inflamación aguda, que se acompaña de síntomas evidentes como hinchazón, enrojecimiento o dolor localizado, la inflamación crónica puede «esconderse» detrás de señales sutiles.

Pero que sea menos evidente no significa que sea menos peligrosa; de hecho, todo lo contrario. Al pasar desapercibida, esta inflamación puede prolongarse durante meses o incluso años, dañando tejidos y órganos de manera acumulativa.

Otra particularidad de la inflamación crónica es que no afecta a un solo sistema, sino que puede impactar varias partes del organismo simultáneamente. Esto explica la diversidad de síntomas que, a menudo, dificulta un diagnóstico claro.

INFLAMACIÓN AGUDA DE CORTA DURACIÓN: NECESARIA
INFLAMACIÓN DE BAJO GRADO QUE SE CRONIFICA EN EL TIEMPO: PELIGROSA

SIGNOS Y SÍNTOMAS MÁS COMUNES

- dolores articulares y lesiones que tardan en resolverse
- dolores menstruales, síndrome premenstrual
- inflamación intestinal, hinchazón
- cansancio
- niebla mental
- problemas en la piel (acné, dermatitis, psoriasis, etc.)
- sueño de mala calidad
- infecciones recurrentes
- cambios en el estado de ánimo
- dificultad a la hora de perder peso

Si identificas varios de estos síntomas en tu día a día, es posible que tu cuerpo esté luchando contra una inflamación de bajo grado.

Esta inflamación sostenida en el tiempo produce el aumento de las citoquinas proinflamatorias y a la larga conduce al agotamiento del sistema inmune.

No existe una sola causa de la inflamación crónica; habitualmente son múltiples factores los que intervienen retroalimentándose entre sí, pero cabe destacar que nuestro estilo de vida influye en gran medida.

CONSECUENCIAS A LARGO PLAZO

La inflamación crónica de bajo grado no es solo una molestia silenciosa; es un factor clave detrás de muchas enfermedades modernas. Este tipo de inflamación, que persiste a lo largo del tiempo sin resolverse, actúa como un «fuego lento» en nuestro organismo, dañando tejidos, órganos y sistemas completos, y contribuye al desarrollo de diversos trastornos de salud:

- enfermedades autoinmunes e inflamatorias
- problemas digestivos
- fibromialgia y fatiga crónica
- enfermedades tiroideas
- resistencia a la insulina y diabetes tipo 2
- alteraciones hormonales: síndrome de ovarios poliquísticos, endometriosis, miomas, quistes, infertilidad
- problemas crónicos en la piel: dermatitis, rosácea, acné del adulto
- hipertensión arterial y enfermedades cardiovasculares
- enfermedades neurodegenerativas
- depresión, ansiedad, deterioro cognitivo
- osteoporosis y sarcopenia
- sobrepeso y obesidad
- cáncer

Es importante destacar que muchas de estas enfermedades están interrelacionadas. Por ejemplo, una persona con obesidad e inflamación crónica puede desarrollar resistencia a la insulina, lo que aumenta el riesgo de diabetes y enfermedades cardiovasculares. Esto muestra cómo la inflamación crónica no solo daña sistemas individuales, sino que también afecta al cuerpo de manera global. La buena noticia es que existen estrategias efectivas para reducir esta inflamación, desde cambios en la alimentación y el estilo de vida hasta el manejo del estrés y la mejora de la calidad del sueño.

Al comprender cómo la inflamación crónica contribuye a estas enfermedades, estás dando el primer paso para recuperar el control de tu salud. En los próximos capítulos, exploraremos cómo combatir este enemigo silencioso mediante herramientas prácticas que puedes implementar en tu día a día.

2.
FACTORES QUE CONTRIBUYEN
A LA INFLAMACIÓN

CAUSAS DE LA INFLAMACIÓN SILENCIOSA

La inflamación crónica de bajo grado no aparece de manera aislada ni repentina. Es el resultado de una combinación de factores que, a menudo, se acumulan a lo largo del tiempo. Algunos de estos factores son externos, como la dieta o la exposición a toxinas, mientras que otros son internos, como el estrés o los desequilibrios hormonales. Todos ellos interactúan entre sí, creando un entorno en el cuerpo que perpetúa los procesos inflamatorios.

En este capítulo, exploraremos los principales factores que contribuyen a la inflamación, para que puedas identificarlos y tomar medidas prácticas para reducir su impacto en tu salud.

Los principales factores proinflamatorios son:

- estrés crónico
- desregulación circadiana
- sedentarismo
- los tóxicos y los contaminantes
- obesidad
- alteraciones de la microbiota
- dieta proinflamatoria y déficits nutricionales

Recuerda: aunque algunos de estos factores parezcan fuera de tu control, muchos se pueden manejar con pequeños cambios en tu estilo de vida que te revelo a continuación.

ESTRÉS CRÓNICO

El estrés es una respuesta natural del cuerpo ante situaciones que percibimos como amenazantes o desafiantes. En pequeñas dosis, es beneficioso, ya que nos ayuda a reaccionar rápidamente en momentos de peligro o a enfrentar retos. Este tipo de estrés agudo es breve y se resuelve una vez que la situación pasa.

Pero el estrés crónico es uno de los factores más insidiosos que contribuyen al desarrollo y perpetuación de la inflamación crónica de bajo grado. Aunque todos experimentamos estrés en algún momento, el problema surge cuando se convierte en una constante en nuestra vida.

Este tipo de estrés actúa como un «interruptor encendido», manteniendo al cuerpo en un estado de alerta continuo que agota sus recursos y fomenta la inflamación.

Hay dos tipos de estrés:

- **Respuesta de lucha o huida:** Ante una amenaza, nuestro cuerpo activa el llamado *sistema nervioso simpático*, responsable de nuestra respuesta de lucha o huida.

  Esta respuesta aguda, aplicada de manera intermitente, nos beneficia, de ahí la importancia de introducir estímulos como el ejercicio intenso, el frío o el hambre, pero sin pasarse.

- **Respuesta crónica:** El estrés crónico moderno *causado por factores psicoemocionales* (la hipoteca, problemas familiares, trabajo estresante…) aumenta los neurotransmisores y las hormonas asociadas al estrés (cortisol, adrenalina, noradrenalina, histamina, insulina), que tienen un efecto directo en el sistema inmunológico y afectan negativamente a nuestra microbiota. Si alguna vez has tenido molestias digestivas durante una etapa de estrés, como hinchazón o diarrea, has experimentado de primera mano cómo el estrés afecta al intestino.

El estrés crónico también estimula la liberación de citoquinas proinflamatorias, que son moléculas señalizadoras que perpetúan el estado inflamatorio en el cuerpo. Estas citoquinas pueden impactar negativamente en el sistema cardiovascular, metabólico y neurológico. Además, el estrés crónico agota las defensas inmunológicas, haciendo que el cuerpo sea más susceptible a infecciones y enfermedades, mientras perpetúa la inflamación.

EL ESTRÉS CRÓNICO DESENCADENA UNA RESPUESTA INFLAMATORIA AL DEBILITAR EL SISTEMA INMUNITARIO.

Lo que puedes hacer para gestionar el estrés

Aunque el estrés es una parte inevitable de la vida, existen estrategias que podemos adoptar para reducir su impacto en nuestra salud y minimizar la inflamación que genera:

- **Respira profundo** en los momentos de mayor estrés. Puedes servirte de las técnicas de Wim Hof.
- Pasa tiempo en un **entorno natural** siempre que puedas.
- Practica algún tipo de **ejercicio** que te haga sentir bien: caminar, nadar, bailar, yoga, ejercicio de fuerza...
- **Nutre tu cuerpo** con alimentos antiinflamatorios. Un cuerpo intoxicado genera gran estrés oxidativo.
- Mantén tu cuerpo **hidratado**. Bebe agua, caldos, infusiones, té...
- Identifica los **sentimientos** que te perturban. Siéntelos y acéptalos sin quedar atrapado en ellos.
- Reserva un espacio de **tiempo para ti**, tu cuidado personal, para relajarte.
- Aprende a **delegar tareas**, ¡no somos superhumanos!
- Rodéate de **gente positiva** y evita a las personas tóxicas.
- Aprende a decir no y **pon límites** a las necesidades de los demás.
- Priorízate y **cuida de ti** para poder cuidar de los demás.
- Identifica traumas y bloqueos emocionales y elimínalos; la **terapia** podría ser de gran ayuda.

DESREGULACIÓN CIRCADIANA

El sueño es uno de los pilares esenciales para una buena salud. Durante el sueño, el cuerpo se dedica a procesos de reparación y regeneración que son fundamentales para mantener el equilibrio y reducir los niveles de inflamación en el organismo. Sin embargo, el ritmo de vida moderno, la exposición constante a pantallas y el estrés han hecho que la falta de sueño se convierta en un problema común, con graves consecuencias para nuestra salud.

Todos los seres vivos tenemos un reloj interno que regula nuestro comportamiento y estado fisiológico durante el ciclo diario de 24 horas, en parte mediante la secreción de dos hormonas: la melatonina, la hormona del sueño y el descanso; y el cortisol, la hormona que nos permite despertarnos.

Muchos factores afectan nuestro ritmo circadiano. Lo que comemos y cuándo comemos, la temperatura ambiental, las interacciones sociales… pero el principal factor que regula nuestro reloj interno de ciclo sueño-vigilia es la luz.

Para ayudar a sincronizar tu ritmo circadiano:

- Exponte a luz natural por la mañana, lo antes posible. Esta luz mejora el descanso nocturno, en gran medida porque ayuda a sincronizar nuestro ritmo circadiano. Gracias a esta exposición promovemos una óptima fabricación de melatonina, que se libera después del atardecer para ayudarnos a conciliar el sueño.
- No te expongas a luces artificiales después del atardecer, para no inhibir la liberación de la melatonina.

Cuando queremos desinflamarnos es primordial comenzar por incluir una buena higiene del sueño en nuestros hábitos de vida con el fin de equilibrar nuestro ritmo circadiano. Esto es muy importante, ya que mientras dormimos nuestro cuerpo se regenera, se desinflama, se desintoxica y el sistema inmune se refuerza y se regula.

Para establecer una buena rutina de sueño:

- Baja la intensidad de las luces cuando atardece.
- Usa gafas o pantallas rojas.
- No cenes tarde, idealmente 2-3 horas antes de acostarse.
- No tomes bebidas excitantes por la tarde.
- Disminuye la actividad física por la noche.
- Mantén el dormitorio con la temperatura adecuada, ventilado y a oscuras.
- Apaga el wifi y pon tu teléfono en modo avión fuera del dormitorio.
- En vez de mirar las pantallas, lee un libro en papel.
- Usa aceites esenciales como el de lavanda.
- Toma un baño o ducha caliente antes de dormir.

UN CÍRCULO VICIOSO

**La desregulación del ritmo circadiano afecta a nuestro
sistema inmune y eleva la inflamación.
Además, la inflamación dificulta el sueño y la falta de sueño
aumenta la inflamación.**

SEDENTARISMO

El sedentarismo, definido como la falta de actividad física regular, se ha convertido en un problema global debido a los estilos de vida modernos. Pasar largas horas sentado frente a una pantalla, en el trabajo o en casa, puede parecer inofensivo, pero tiene consecuencias profundas para nuestra salud. Entre ellas, su impacto en la inflamación crónica de bajo grado es especialmente preocupante. Los seres humanos estamos hechos para movernos. El cambio en nuestro estilo de vida que se ha producido durante estas últimas décadas nos ha llevado a una vida mucho más sedentaria que la de nuestros ancestros y, por lo tanto, a un sinfín de consecuencias:

- La falta de actividad física facilita la obesidad y se asocia con mayor inflamación.
- Reduce la sensibilidad a la insulina, por lo que toleramos peor los carbohidratos y azúcares, y esto nos puede llevar a desarrollar diabetes.
- Aumenta la presión arterial.
- Empeora el perfil lipídico.
- Aumenta los valores de proteína C reactiva, un indicador de la inflamación.
- Aumenta las ganas de comer alimentos palatables.
- Causa la pérdida de masa muscular y fuerza.
- Favorece un bajo estado de ánimo.

Introduce algún tipo de actividad física de manera gradual, suave y regular. Para empezar, camina 30 minutos todos los días; luego ve aumentado la intensidad y la duración.

Si no te mueves, no podrás producir energía ni podrás controlar la inflamación y, como resultado, esta inflamación afectará a tus hormonas, tu salud digestiva, tu sistema inmunitario...

ASÍ PUES, ¡MUÉVETE!

TÓXICOS

Vivimos constantemente expuestos a sustancias químicas que, aunque en pequeñas cantidades puedan parecer inofensivas, tienen un impacto acumulativo en nuestra salud. Entre estas sustancias se encuentran los tóxicos ambientales y los disruptores endocrinos, que están estrechamente relacionados con la inflamación crónica de bajo grado. Entender esta relación es crucial para tomar medidas que reduzcan nuestra exposición y protejan nuestra salud.

Los tóxicos están presentes en todas partes:

- Metales pesados como plomo, mercurio, cadmio, que pueden encontrarse en el agua de grifo.
- Agentes químicos, en pesticidas, fertilizantes, alcohol, tabaco.
- Bisfenol A (BPA), presente en plásticos y envases. Ftalatos, usados en perfumes, cosméticos y plásticos. Parabenos, conservantes comunes en cosméticos.
- PFC (perfluorocarbonos), utilizados en productos antiadherentes y resistentes al agua.
- Productos de limpieza muy agresivos.
- Un sinfín de aditivos alimentarios presentes hoy en día en la mayoría de los alimentos.

Muchos de ellos actúan como disruptores endocrinos, que son sustancias químicas que imitan, bloquean o alteran las funciones normales de las hormonas en el cuerpo. Estas interferencias pueden afectar al sistema endocrino y provocar desequilibrios hormonales.

Para que estos tóxicos no se acumulen en el organismo, la solución sería la limitación de dicha exposición a través de pequeños cambios:

- Utiliza táperes de vidrio en vez de plástico; no calientes en recipientes de plástico; emplea sartenes y ollas sin antiadherentes; cambia utensilios de plástico o silicona por los de madera, acero inoxidable, bambú, etc.
- Filtra el agua con un filtro de calidad y evita comprar agua embotellada.
- Elige conservas en vidrio, en vez de en lata.
- Cambia tus productos de higiene, cosmética y limpieza por otros más naturales.
- Compra la fruta y verdura de temporada y de producción local.

Tampoco podemos olvidarnos de nuestros principales órganos depurativos: hígado, riñones, piel, intestino, pulmones.

Para que funcionen de forma óptima, debemos evitar todos estos tóxicos que sobrecargan nuestros órganos, pero también practicar ejercicio físico, ya que al sudar eliminamos una parte de las toxinas, o tomar infusiones de plantas hepatoprotectoras como diente de león, alcachofera, boldo, cardo mariano u ortiga.

Empieza a hacer cambios progresivamente y, sobre todo,

¡NO TE AGOBIES!

OBESIDAD

Una de las principales características de la obesidad es que actúa como un estado inflamatorio crónico de bajo grado que, si no se controla, puede desencadenar enfermedades graves. Entender la relación entre la obesidad y la inflamación es crucial para abordar este problema de manera integral y efectiva.

El tejido adiposo es un tejido metabólico e inmunológicamente activo capaz de liberar citoquinas proinflamatorias.

El tejido adiposo participa en la regulación del balance energético, termorregulación, presión arterial, función hormonal y reproductiva... La inflamación del tejido graso contribuye de manera directa al riesgo de resistencia a la insulina, diabetes e hígado graso no alcohólico.

El ciclo vicioso de la obesidad y la inflamación:

- El aumento del tejido graso genera más sustancias proinflamatorias.
- Estas sustancias perpetúan la inflamación, lo que dificulta la pérdida de peso y promueve el almacenamiento de grasa.
- Este ciclo perpetuo aumenta el riesgo de enfermedades metabólicas y cardiovasculares.

Es muy importante que tengamos en cuenta que el exceso de grasa corporal no es sinónimo de obesidad. Actualmente lo que es más problemático es el déficit de músculo a causa del sedentarismo crónico. Incluso puedes tener un peso elevado para tu estatura y unos niveles de grasa dentro del rango, lo que se da mucho en personas con masa ósea y muscular elevada.

Porcentajes de grasa recomendados:
>25 % en hombres
>33 % en mujeres

Perímetro de cintura aconsejado:
> 80 cm en mujeres
> 95 cm en hombres

ALTERACIONES DE LA MICROBIOTA

La microbiota es el conjunto de los microorganismos (bacterias, virus, hongos, pará-sitos) que conviven con nosotros y que cumplen múltiples funciones: ayudan a digerir y absorber los nutrientes, producen sustancias antiinflamatorias como los ácidos grasos de cadena corta y ciertas vitaminas (B_{12} y K) y hasta potencian nuestro sistema inmunológico.

Cuando el equilibrio o **eubiosis** de la microbiota se rompe (por causas como antibióticos y otros medicamentos, estrés excesivo, sistema inmune débil, dieta inadecuada, tóxicos y contaminantes), empiezan los problemas de salud y enfermedades.

Este estado de desequilibrio se llama **disbiosis**. En este estado existe también un aumento de la permeabilidad intestinal, es decir, tu intestino se vuelve permeable y deja pasar sustancias que pueden generar toxicidad e inflamación a nivel sistémico.

Y es entonces cuando empieza a generarse inflamación, lo que provoca problemas digestivos, inflamatorios, autoinmunes, etc.

¿Qué puedes hacer para promover una microbiota saludable? A tus bichitos les encanta LA FIBRA. ¡Dásela! Procura ingerir en tu día a día las mejores fuentes de fibra solubles: fruta y verdura. También les encantan los alimentos prebióticos: ajo, cebolla, el almidón resistente presente en el plátano verdoso o en la patata/boniato enfriados. Y no hay que olvidar los probióticos presentes en alimentos fermentados (yogur, kéfir, kimchi y chucrut), que contienen bacterias vivas que ayudan a restaurar el equilibrio de la microbiota.

3.
ALIMENTACIÓN
PROINFLAMATORIA

UN GRAN AGENTE INFLAMATORIO

Los alimentos que consumimos diariamente pueden actuar como un aliado para combatir la inflamación o, por el contrario, contribuir a perpetuarla. La alimentación proinflamatoria es aquella que favorece los procesos inflamatorios en el organismo, alterando la función celular, el metabolismo y el equilibrio del sistema inmunológico.

Una alimentación proinflamatoria está caracterizada por el consumo excesivo de ciertos alimentos que, al ser metabolizados, generan sustancias inflamatorias en el cuerpo. Estos alimentos no solo carecen de nutrientes esenciales, sino que también promueven el estrés oxidativo, alteran la microbiota intestinal y contribuyen al desequilibrio metabólico.

Para empezar, destaquemos los principales grupos de alimentos más proinflamatorios:

- Las grasas trans y exceso de aceites vegetales ricos en omega 6
- El trigo y el gluten modernos
- El azúcar refinado y los edulcorantes
- Los lácteos industriales

LAS GRASAS MALAS

Las grasas saludables juegan un papel esencial en el organismo:

- Forman parte de las membranas celulares.
- Son clave para la salud del cerebro y de las hormonas.
- Tienen propiedades antiinflamatorias y cardioprotectoras.
- Aumentan la sensación de saciedad, ya que ayudan a regular el apetito.

Durante mucho tiempo se demonizó toda grasa por su relación con un mayor riesgo de enfermedades cardiovasculares.

La industria alimentaria respondió eliminando las grasas de los productos procesados y sustituyéndolas por azúcares, harinas refinadas y aditivos artificiales para mantener el sabor y la textura que se perdían al eliminar la grasa.

Hoy en día sabemos que las grasas no son el enemigo; lo que realmente importa es la calidad y el tipo de grasa que consumimos.

En efecto, se puede hablar de un tipo de grasa «buena» y otra «mala».

Las grasas malas son:

- grasas trans, producidas por la industria en el proceso de la hidrogenación: margarinas, grasas presentes en la comida ultraprocesada;
- aceites vegetales refinados, como girasol, canola, colza, soja, maíz…, muy ricos en omega 6, del que se abusa hoy en día;
- embutidos y carnes de mala calidad de animales alimentados con pienso.

Y no, los omega 6 no son malos en sí, malo es el desbalance entre el omega 3 y el omega 6 en nuestra dieta. El ratio ideal de omega 3/omega 6 debería ser de 1:3. Sin embargo, en la dieta occidental moderna, este equilibrio se ha roto drásticamente. El consumo excesivo de alimentos ultraprocesados, aceites refinados y carnes de baja calidad ha elevado el ratio a 1:15 o incluso 1:20, lo cual es altamente proinflamatorio.

Las grasas buenas son:

- grasas monoinsaturadas: aceite de oliva virgen extra, aguacates, frutos secos naturales;
- omega 3: pescados grasos (salmón, sardinas, boquerones, caballa, etc.), semillas de chía, lino y nueces, algas;
- grasas naturales en alimentos integrales: yema de huevo, carne de pasto, lácteos fermentados enteros (en su justa medida).

Estas grasas son ricas en omega 3 y omega 9, de gran poder antiinflamatorio, por lo que debemos aumentar su consumo y bajar el consumo de los productos ricos en omega 6 para poder equilibrar el ratio entre ambos tipos de omega.

EL GLUTEN Y EL INTESTINO HIPERPERMEABLE

En los últimos años se habla mucho del gluten y de lo perjudicial que puede llegar a ser. Además, el auge de los productos «sin gluten» ha generado la percepción errónea de que son automáticamente más saludables, lo cual no siempre es cierto.

Pero ¿qué es el gluten? Es un conjunto de proteínas de pequeño tamaño, presentes fundamentalmente en el trigo, pero también en la cebada y el centeno, así como en cualquiera de sus variedades e híbridos. Estas moléculas son de difícil digestión, ya que son muy resistentes a la acción de las enzimas proteolíticas, las que digieren las proteínas.

Si bien el gluten en sí mismo no es un problema para todas las personas, el gluten moderno puede tener un impacto significativo en la inflamación crónica, especialmente en individuos predispuestos o sensibles. Es verdad que siempre hemos comido gluten, pero el gluten moderno, para hacerlo resistente a las plagas, proviene de nuevos cultivos que se han visto afectados a nivel molecular, con unas moléculas de gluten más grandes y difíciles de digerir. Estas moléculas estimulan la producción de zonulina, una proteína que abre las uniones estrechas del intestino aumentando su permeabilidad. El aumento de la zonulina se asocia a la aparición de enfermedades autoinmunes e inflamatorias.

Otro problema es la elaboración del pan. Antiguamente, para preparar pan se fermentaba el grano durante horas. Y este largo proceso de fermentación permitía mejorar mucho la digestibilidad de los cereales. Es obvio que el pan actual, de rápida elaboración, no tiene nada que ver con el pan antiguo, por lo que hay que saber escoger las mejores opciones y no abusar de él.

Yo recomiendo bajar el consumo de gluten y utilizar otros cereales sin gluten mucho más interesantes a nivel nutricional, como:

- Trigo sarraceno: es un pseudocereal naturalmente libre de gluten (que, por cierto, de trigo no tiene nada). Contiene proteínas de alto valor biológico, vitaminas del grupo B, minerales como magnesio, manganeso y zinc, fibra, y es muy rico en quercetina, un antioxidante de poder antiinflamatorio. Te adelanto que en el apartado de recetas encontrarás muchas ideas para incorporarlo en tu cocina.
- Quinoa: alto contenido en proteínas.
- Amaranto, mijo.

Como puedes ver, el problema no es únicamente el gluten, sino el tipo de gluten que consumimos y el contexto de una dieta rica en ultraprocesados y pobre en alimentos naturales.

Mi consejo es que procures consumir pan de masa madre y fermentación lenta, ya sea con gluten o sin gluten. Gracias a la larga fermentación, las proteínas naturalmente presentes en los cereales se vuelven más digeribles. Y, sobre todo, no abuses del pan. Más adelante te enseñaré una verdadera pirámide de la nutrición antiinflamatoria donde, como podrás ver, los cereales no deberían formar la base de nuestra alimentación.

EL AZÚCAR REFINADO Y LOS EDULCORANTES

El exceso de azúcar en nuestra dieta es muy preocupante, puesto que está escondido en la mayoría de los productos disponibles hoy en día: bebidas, salsas, comida procesada, embutidos de baja calidad, etc.

Además es muy importante leer las etiquetas, porque la industria alimentaria esconde el azúcar bajo distintos nombres, como jugo de caña, miel de caña, miel de maíz, jarabe de maíz de alta fructosa, azúcar de repostería, azúcar moreno, dextrosa, fructosa, sacarosa, concentrados de jugos de frutas, glucosa, miel, azúcar invertida, maltosa, miel de malta, sucrosa... ¿A que no te esperabas que podía tener tantos nombres?

Cuando consumimos alimentos ricos en azúcar (como bebidas azucaradas, bollería o dulces), se produce un rápido aumento de glucosa en sangre que llamamos «pico de glucosa». Esto obliga al páncreas a liberar grandes cantidades de insulina para regular los niveles de azúcar. Pero si estás picando constantemente, este ciclo de subidas y bajadas de azúcar a largo plazo genera resistencia a la insulina, lo que promueve la inflamación crónica y puede conducir a enfermedades como la diabetes tipo 2. La insulina elevada también activa la producción de citoquinas proinflamatorias, moléculas que perpetúan el estado inflamatorio.

Ante el miedo al azúcar, muchas personas recurren a los edulcorantes artificiales (como el aspartamo, la sucralosa o el acesulfamo K) o a los productos etiquetados como «sin azúcar» o «light». Sin embargo, estos sustitutos no son la solución, puesto que también tienen implicaciones negativas para la salud y la inflamación:

- Contribuyen al desequilibrio de la microbiota intestinal alterando su composición, reduciendo las bacterias beneficiosas y favoreciendo el crecimiento de especies inflamatorias. Un caldo de cultivo perfecto para la disbiosis y el aumento de la permeabilidad intestinal.

· Provocan una respuesta metabólica inesperada. Aunque los edulcorantes no aportan calorías, engañan al cerebro al estimular los receptores del sabor dulce. Esto puede provocar un mayor apetito y antojos de alimentos ricos en azúcar, lo que perpetúa el ciclo de consumo poco saludable.

· Alteraciones en la secreción de insulina: el cuerpo puede reaccionar al sabor dulce liberando insulina, incluso si no hay glucosa en sangre, lo que favorece la resistencia a la insulina a largo plazo.

Existen dos tipos de edulcorantes:

· De origen artificial: aspartamo, sucralosa, sacarina, ciclamato sódico, acesulfamo-k.

· De origen natural: estevia, xilitol, eritritol. Son menos perjudiciales para nuestra microbiota, pero no debemos abusar de ellos.

SEAN ARTIFICIALES O NATURALES, TENEMOS QUE EVITAR EL USO DE LOS EDULCORANTES, Y EDUCAR NUESTRO PALADAR Y ACOSTUMBRARLO A UN SABOR MENOS DULCE. CRÉEME, ESTO SÍ ES POSIBLE.

LOS LÁCTEOS INDUSTRIALES

Los lácteos han sido durante mucho tiempo un alimento fundamental en la dieta de muchas culturas debido a su aporte de calcio, proteínas y vitaminas. Sin embargo, en la actualidad, los lácteos son productos industriales, altamente procesados y provenientes de sistemas intensivos de producción, donde la vacas están encerradas en las granjas y se alimentan de pienso industrial a base de cereales como maíz, soja y otros granos. Esta dieta altera la composición de la leche, incrementando el contenido de ácidos grasos omega 6 (proinflamatorios) y reduciendo los beneficiosos ácidos grasos omega 3 (antiinflamatorios). Además, en estas granjas se utilizan antibióticos y hormonas de crecimiento para aumentar la producción de leche, lo que puede dejar residuos en los productos lácteos y afectar a nuestra salud contribuyendo a la inflamación.

Este cambio ha llevado a que los lácteos modernos puedan ser un factor proinflamatorio, especialmente en personas con sensibilidad, intolerancia o predisposición a la inflamación crónica de bajo grado.

Los lácteos provenientes de animales que pastorean libremente tienen propiedades antioxidantes y cardioprotectoras, especialmente cuando se consumen enteros y fermentados, como el queso, el kéfir y el yogur.

Así pues, no se trata de dejar de tomar lácteos, sino de consumir los adecuados.

También hay otro aspecto que debemos tener en cuenta. Todas las leches animales contienen una proteína llamada caseína. Pero se ha confirmado que la leche de vaca contiene un tipo de caseína, la beta-caseína A1, que es más proinflamatoria.

Sin embargo la leche de cabra, de oveja o de búfala, al igual que la leche humana, contiene la beta-caseína A2, que es mucho menos proinflamatoria.

Así pues, si quieres desinflamarte:

- Cambia los lácteos de vaca por los de cabra u oveja, si los toleras bien, por supuesto.
- En vez de leche fresca, elige productos lácteos fermentados: queso (cuanto más curado, más digestible, porque contiene menos lactosa), yogur, kéfir. Resultan más digestivos y aportan probióticos.
- Fíjate en la calidad de estos productos; siempre será una mejor opción un buen queso de pastoreo y de la zona, en vez de productos lácteos industriales.
- Por último, pero no menos importante, no abuses de ellos.

LOS LÁCTEOS NO SON LA ÚNICA NI LA MEJOR FUENTE DE CALCIO; SARDINAS O BOQUERONES CON ESPINAS, ALMENDRAS, SÉSAMO, BRÓCOLI (SOBRE TODO EL TALLO) TAMBIÉN SON UNA EXCELENTE FUENTE DE CALCIO.

4.
ALIMENTACIÓN
ANTIINFLAMATORIA

PRINCIPIOS DE UNA DIETA ANTIINFLAMATORIA

La alimentación antiinflamatoria no es una dieta más que se haga durante un tiempo y luego se olvide. Más bien es, o debe ser, un estilo de vida sostenible que prioriza alimentos frescos, naturales y nutritivos para reducir la inflamación crónica de bajo grado y favorecer la salud en general. La clave está en elegir alimentos que ayuden a aportar todos los nutrientes necesarios, promuevan la salud celular y, sobre todo, reduzcan los estímulos proinflamatorios asociados a nuestra dieta moderna.

Es una alimentación que cumple las siguientes características:

- Completa y equilibrada
- Ayuda a mantener la glucemia estable
- Balanceada en omega 3/omega 6
- Antioxidante y depurativa
- Basada en alimentos frescos de temporada y de calidad
- Baja en antinutrientes y tóxicos
- Prebiótica y probiótica

Su propósito es restaurar el equilibrio del cuerpo, apoyar su capacidad natural de recuperación y promover una salud óptima a largo plazo.

Alimentación completa y equilibrada

Una dieta se considera completa cuando proporciona todos los nutrientes esenciales que el cuerpo necesita, tanto macronutrientes (proteínas, grasas saludables, carbohidratos de calidad de bajo índice glucémico), como micronutrientes (vitaminas, minerales y antioxidantes).

Es equilibrada cuando estos nutrientes se consumen en las proporciones adecuadas, adaptadas a las necesidades individuales, sin excesos ni carencias. Por lo tanto, la dieta debe abundar en:

- Vegetales y frutas, nuestra principal fuente de fibra soluble.
- Proteínas de calidad y de alto valor biológico.
- Grasas saludables de perfil antiinflamatorio.
- Tubérculos como principal fuente de carbohidratos.
- Cereales integrales, preferiblemente sin gluten, pero no como base de nuestra alimentación.
- Especias y hierbas aromáticas, de gran poder antioxidante y antiinflamatorio.

Consejos:

- Llena al menos el 50 % del plato con verduras en cada comida principal. Incorpora frutas frescas como snacks o postres saludables.
- Varía los colores: cada color aporta diferentes compuestos antiinflamatorios.
- Incluye una fuente de proteínas en cada comida para equilibrar los niveles de azúcar en sangre y potenciar la saciedad.
- Prioriza aceite de oliva virgen extra como grasa principal y aumenta el consumo de alimentos ricos en omega 3.

Alimentación que nos permite mantener la glucemia estable

Cuando comemos, de manera natural y fisiológica se eleva el nivel de glucemia (azúcar en sangre), lo que estimula al páncreas para que libere insulina, la hormona responsable de gestionar el nivel de azúcar en sangre. Entonces, si es algo normal y fisiológico, ¿dónde está el problema? Pues en que nuestra dieta moderna es rica en alimentos con alto índice glucémico (ricos en azúcares simples o harinas refinadas), por lo que los niveles de glucosa en sangre se elevan rápidamente, lo que provoca una respuesta de insulina igualmente rápida. Aunque este proceso es natural, si se repite constantemente, genera:

- Picos y caídas de glucosa, que conducen a fatiga, hambre descontrolada y antojos.
- Estrés metabólico, que favorece la inflamación crónica y la acumulación de grasa visceral.

- Resistencia a la insulina, una afección en la que las células dejan de responder correctamente a esta hormona, perpetuando el ciclo inflamatorio.

Por supuesto no podemos olvidar que la insulina es una hormona proinflamatoria, por lo que, cuando se libera en exceso, contribuye a la inflamación de bajo grado.

Por esta razón, la alimentación antiinflamatoria debe ser equilibrada en carbohidratos de calidad, grasas saludables y proteínas, que proporcione energía estable y evite fluctuaciones abruptas de glucemia. Y no, comer cinco veces al día no es saludable; con tres comidas bien equilibradas y densas nutricionalmente muchas veces tenemos de sobra.

Para mantener los niveles de glucosa estables debemos:

- Evitar el consumo de los productos ultraprocesados: *fast food*, bollería, dulces, harinas refinadas.
- No picotear entre horas.
- Componer bien los platos combinando los carbohidratos con alimentos ricos en fibra, grasa y proteína, lo que ralentiza la elevación de azúcar en sangre, y por tanto también de la insulina.
- Dejar pasar al menos 3-4 horas entre comidas.
- Respetar el ayuno nocturno de al menos 12 horas.
- Cocinar al dente.
- Preferir fruta entera a un batido o zumo.
- Dormir bien, ya que el sueño también influye en nuestra gestión de picos de glucosa.
- Gestionar el estrés, ya que a más hormonas de estrés en sangre (cortisol, adrenalina, noradrenalina), más liberación de insulina.

Alimentación balanceada en omega 3/omega 6

Los ácidos grasos omega 6 no son malos en sí, malo es su exceso en nuestra dieta, lo que provoca el desequilibrio entre el omega 3 y el omega 6.

Para conseguir una ratio saludable, que es de 1:3, debemos:

- Bajar el consumo de alimentos ricos en omega 6: ultraprocesados, embutidos, aceites vegetales (maíz, girasol, canola…), cereales, semillas.
- Aumentar el consumo de alimentos ricos en omega 3: pescado azul pequeño (sardinas, boquerones, jurel, etc.), algas, nueces y semillas de chía y de lino.

Alimentación antioxidante

Los antioxidantes son compuestos químicos que interactúan con los radicales libres, los neutralizan y retrasan el daño celular. Estos radicales libres son moléculas inestables que se generan como parte del metabolismo normal del cuerpo, pero también aumentan debido a factores externos, como:

- Dieta insana rica en ultraprocesados.
- Exposición a toxinas ambientales (contaminación, metales pesados, pesticidas).
- Estrés crónico y falta de sueño.

El exceso de radicales libres provoca un desequilibrio conocido como estrés oxidativo, que daña células, tejidos y órganos, y promueve la inflamación crónica. Los antioxidantes ayudan a prevenir el daño al estabilizar estas moléculas inestables. Aquí debemos tener en cuenta que el estrés oxidativo contribuye al aumento de la inflamación, pero también la inflamación crónica provoca más estrés oxidativo. Se trata de un círculo vicioso que tenemos que intentar romper. Para ello, nuestra dieta debe ser rica en compuestos antioxidantes.

Estos fitoquímicos dan color, olor y sabor. Por tanto, nuestra dieta debe ser rica en colores. Existen cuatro tipos de antioxidantes:

Las vitaminas:
- A, presente en hígado, leche, mantequilla, huevos.
- C, en cítricos, perejil, pimento rojo.
- E, en aceite de oliva, nueces y semillas.

Los polifenoles, presentes en: uvas, frutos rojos, cacao, café, té, fruta y verdura.

Los carotenoides, presentes en: frutas y verduras, especialmente aquellas de color naranja como la zanahoria, el albaricoque o la calabaza. También espinaca, berros o yema de huevo.

El licopeno, presente en hortalizas y frutas de color rojo: tomate, frambuesa, sandía, pomelo...

Minerales:
- Zinc, presente en ostras, mejillones, semillas de calabaza.
- Selenio, presente en nueces de Brasil.
- Cobre, presente en carne, mariscos, legumbres.

Alimentación depurativa

Un détox natural es necesario para afrontar la exposición a tóxicos hoy en día, y este détox natural es posible gracias a nuestros principales órganos depuradores: hígado, riñones, intestino, piel y pulmones.

Si nos centramos en el hígado, es el órgano encargado de desintoxicar el cuerpo mediante la eliminación de las hormonas sobrantes, los tóxicos internos y los tóxicos externos.

Esto lo hace en dos fases, y en ambas utiliza numerosas enzimas. Para apoyar un correcto funcionamiento de nuestro hígado necesitamos:

- Consumir hortalizas como alcachofas, brócoli, espárragos, rábanos, rábano negro, escarola, endivias, rúcula, col.
- Tomar infusiones de plantas hepatoprotectoras como diente de león, alcachofera, cardo mariano, ortiga, desmodium, boldo, romero, tomillo.
- Beber suficiente agua.
- Practicar actividad física.
- No abusar de bebidas alcohólicas ni de fármacos.
- Evitar la exposición a tóxicos.

Alimentación basada en alimentos de temporada y de calidad

La mejor manera de conseguirlo es comprando ALIMENTOS y no PRODUCTOS. Es decir, debemos procurar comprar la materia prima (fruta, verdura, pescado, carne, huevos, legumbres) y, a partir de ahí, preparar nuestras comidas.

Si compramos alimentos cosechados en su temporada natural contendrán niveles más altos de vitaminas, minerales y antioxidantes porque han madurado en condiciones óptimas. Por ejemplo, los cítricos de invierno están cargados de vitamina C, ideal para fortalecer el sistema inmunológico en épocas frías.

Por otra parte, hay que optar por fruta y verdura de proximidad, que encontraremos en mercados y fruterías de barrio.

Además los alimentos de temporada y de zona son más económicos y así apoyamos la economía local.

Gracias a este hábito, todos salimos beneficiados. También es muy importante variar nuestros alimentos y no quedarnos siempre con los mismos, ya que cada uno aporta unos nutrientes y es la mejor forma de nutrir bien nuestra microbiota (nuestros microbios intestinales).

Para ello, procura consumir treinta plantas distintas a la semana. Tu cuerpo te lo agradecerá.

ALIMENTOS DE TEMPORADA = MAYOR DENSIDAD NUTRICIONAL = MÁS ECONÓMICOS = MÁS SOSTENIBLES PARA EL MEDIO AMBIENTE

FRUTA Y VERDURA DE TEMPORADA

	FRUTAS	VERDURAS
ENERO	Aguacate, kiwi, plátano, limón, pomelo, naranja, mandarina y piña	Acelga, apio, cardo, col, coliflor, brócoli, remolacha, endivia, espinaca, lechuga y puerro
FEBRERO	Aguacate, kiwi, limón, plátano y naranja	Acelga, apio, cardo, col, coliflor, endivia, brócoli, remolacha, espinaca, haba, lechuga, alcachofa y puerro
MARZO	Aguacate, naranja, pomelo, kiwi, níspero y limón	Apio, acelga, col, espárrago, endivia, coliflor, espinaca, haba, guisante, alcachofa y lechuga
ABRIL	Aguacate, níspero, fresa, fresón, limón, mandarina, melocotón, naranja, nectarina, pera y pomelo	Acelga, alcachofa, apio, endivia, espárrago, espinaca, guisante, haba, lechuga y zanahoria

FRUTA Y VERDURA DE TEMPORADA

	FRUTAS	VERDURAS
MAYO	Aguacate, albaricoque, cereza, melocotón y fresa	Acelga, alcachofa, guisante, espárrago, haba, zanahoria y endivia
JUNIO	Albaricoque, melocotón, nectarina, higo, cereza, frambuesa, fresa y sandía	Acelga, ajo, calabacín, endivia, judía, lechuga, patata, pepino, pimiento, judía verde y zanahoria
JULIO	Albaricoque, melón, frambuesa, fresa, mora, melocotón, ciruela, higo, nectarina, pera, sandía y tomate	Acelga, ajo, berenjena, calabacín, judía, lechuga, patata, pimiento, remolacha y zanahoria
AGOSTO	Frambuesa, higo, melocotón, melón, mora, nectarina, ciruela, pera, sandía y tomate	Berenjena, cebolla, calabacín, judía, lechuga, patata, pimiento, remolacha y zanahoria

FRUTA Y VERDURA DE TEMPORADA

	FRUTAS	VERDURAS
SEPTIEMBRE	Frambuesa, granada, higo, manzana, melocotón, sandía, mango, melón, mora, pera, tomate y uva	Acelga, calabaza, lechuga, cebolla, endivia, espinaca, judía, maíz, pepino, pimiento, puerro y zanahoria
OCTUBRE	Caqui, chirimoya, granada, mango, manzana, pera, uva y plátano	Acelga, boniato, brócoli, calabaza, cebolla, col, endivia, espinaca, lechuga, puerro, rábano, remolacha y zanahoria
NOVIEMBRE	Aguacate, kiwi, pera, manzana, caqui, granada, chirimoya, lima, limón, mandarina y naranja	Acelga, boniato, brócoli, cardo, champiñón, col, coliflor, endivia, espinaca, lechuga, nabo, puerro, rábano, remolacha y zanahoria
DICIEMBRE	Aguacate, caqui, kiwi, limón, naranja, mandarina y pomelo	Acelga, apio, brócoli, cardo, col de Bruselas, col, coliflor, endivia, espinaca, nabo, puerro y zanahoria

Alimentación baja en antinutrientes

Los antinutrientes son proteínas naturalmente presentes en las plantas que son nuestro alimento, como cereales, legumbres, frutos secos y semillas, espinacas y acelgas, y que pueden reducir la biodisponibilidad y la absorción de diferentes nutrientes.

Los antinutrientes más abundantes son:

- Fitatos y lectinas: presentes en cereales, legumbres, frutos secos y semillas. Reducen la absorción de hierro, calcio, magnesio y zinc. Eliminamos estos antinutrientes al remojar previamente estos alimentos y cocinarlos.
- Saponinas: presentes en legumbres y pseudocereales como la quinoa, reducen la absorción de hierro. También se eliminan al remojarlos y cocinarlos.
- Oxalatos: presentes en las espinacas, acelgas, ruibarbo, pero también en el cacao, reducen la absorción de calcio, hierro, magnesio, cobre y zinc. La solución es cocinarlos en abundante agua y desechar el agua.
- Taninos: presentes en el café, té y vino, reducen la absorción de hierro, por eso no se recomienda tomar estas bebidas junto a alimentos ricos en hierro.
- Avidina: presente en la clara de huevo, impide la absorción de la biotina (vitamina B_8), pero basta con cocinarla bien para neutralizar este antinutriente.
- Solanáceas: presentes en la patata, el tomate, la berenjena y el pimiento. Es muy útil pelarlas y consumir sin semillas. No todos debemos reducir o eliminar su consumo, pero sí consumirlos en temporada (verano) y sin abusar.

Tiempos de remojo aconsejados:

- Legumbres: 12-24 horas, cambiando el agua cada 8 horas, y cocinarlas idealmente en olla exprés, ya que alcanza una temperatura muy elevada y contribuye a la destrucción de estas sustancias. También las podemos germinar.
- Cereales: lavar bien, dejar en remojo durante 6-8 horas y cocinarlos idealmente en abundante agua. También los podemos germinar.
- Patata, tomate, berenjena y pimiento: pelarlos, eliminar las semillas y no consumirlos poco maduros.
- Frutos secos y semillas: tostarlos ligeramente o remojar.

Un consumo moderado de estos alimentos bien preparados no debería ser problemático. Sin embargo, la tolerancia de cada individuo dependerá de su salud digestiva, por lo que debe valorarse dicha tolerancia y, sobre todo, no abusar de ellos.

Alimentación PREbiótica y PRObiótica

PREbióticos: Son fibras vegetales no digeribles y fermentables, que tienen la propiedad de mejorar la salud al promover el crecimiento selectivo de bacterias intestinales beneficiosas. Y que estas fibras no sean digeridas no quiere decir que no nos aporten ningún beneficio, más bien todo lo contrario. La fibra es alimento para nuestra microbiota, que, al fermentarla, produce ácidos grasos de cadena corta, sobre todo el butirato, que tiene gran poder antioxidante tanto a nivel intestinal como a nivel sistemático. La fibra también ayuda a ralentizar los picos de azúcar en sangre, ya que ayuda a que los glúcidos se absorban de manera más lenta. Además, aporta más saciedad, ya que tardamos en digerirla.

Estos ya son suficientes motivos para incluir más fibra en tu día a día. Ahora te explicaré los distintos tipos de fibra y dónde encontrarlos, para que vayas variando las fuentes de este compuesto tan esencial para nuestra salud.

Existen dos tipos de fibra:

- Fibra soluble: se disuelve en agua formando una sustancia gelatinosa. Fuentes: fruta, verdura, avena, semillas de chía, lino.
- Dentro de este tipo de fibra tenemos el almidón resistente que se encuentra en los alimentos ricos en almidón, como la patata, el boniato, la calabaza, el plátano macho, la yuca, el kamote, el arroz, las legumbres, los cereales. Para obtenerlo, cocina estos alimentos y guárdalos en la nevera durante al menos 12 horas. Lo ideal es prepararlos de un día para otro; puedes recalentarlos suavemente a baja temperatura. Se conservan en la nevera hasta 3 días. Soy muy fan del almidón resistente, ya que es muy beneficioso para nuestra microbiota intestinal: literalmente le encanta, es su alimento favorito.
- Como resultado, produce ácidos grasos de cadena corta, que tienen efectos antiinflamatorios.

- Fibra insoluble: no se disuelve en agua, lo que contribuye al volumen de las heces y favorece el tránsito intestinal. Principales fuentes: cereales integrales, frutos secos, salvado de trigo y avena, y en menor medida en verduras.

PRObióticos: Son microorganismos vivos, beneficiosos para nuestra salud, que nos aportan bacterias y levaduras que enriquecen nuestra microbiota. Mejoran la integridad de las mucosas intestinales, lo que ayuda a prevenir el aumento de la permeabilidad intestinal. También ayudan a regular la respuesta inmunitaria, y son ellos quienes fermentan las fibras para producir los compuestos antiinflamatorios. Seguramente estarás al tanto de probióticos comercializados que podemos tomar como suplemento, pero para empezar es mejor aumentar la ingesta de alimentos fermentados naturalmente ricos en estos microorganismos.

Los encontramos en **alimentos fermentados** como yogur, kéfir, chucrut, aceitunas y otros encurtidos (pero sin adición de vinagre), kombucha (té fermentado), kimchi, miso o soja fermentada… Los alimentos probióticos son un pilar fundamental de la dieta antiinflamatoria, ya que trabajan en sinergia con otros elementos como la fibra, que es su alimento, y los antioxidantes para promover un intestino saludable y modular la respuesta inflamatoria. Incorporarlos de manera regular, junto con un estilo de vida equilibrado, es una herramienta poderosa para prevenir y combatir la inflamación crónica de bajo grado.

ALIMENTACIÓN ANTIINFLAMATORIA EN LA PRÁCTICA

Ahora sí, pasemos a la práctica. A continuación te detallo cada grupo de alimentos antiinflamatorios que debes incluir en tu dieta para que tenga todas las características mencionadas anteriormente: completa y equilibrada, balanceada en omega 3/omega 6, que permite mantener la glucemia estable, antioxidante y depurativa, baja en antinutrientes, rica en fibra, y basada en alimentos de calidad, temporada y cercanía. Para ilustrarlo mejor, te dejo una pirámide nutricional que, como puedes ver, varía bastante de la típica pirámide que todos conocemos y que se enseña en los colegios, donde la base son los cereales.

Este modelo de pirámide de nutrición antiinflamatoria se basa en el consumo de verduras, hortalizas, en menor medida frutas, seguidas por los carbohidratos saludables no refinados como tubérculos, raíces, pseudocereales naturalmente sin gluten (trigo sarraceno, quinoa, mijo, también el arroz) y legumbres, si las toleras bien. Luego las fuentes animales de proteínas como pescado, marisco, huevos, lácteos, carne de aves y en menor medida carnes rojas. No podemos olvidarnos de las grasas buenas, un macronutriente muy importante que durante décadas ha sido demonizado. En este tipo de alimentación también hay lugar para pequeños placeres de la vida. Por ejemplo una onza de chocolate negro de al menos 70 %, 1-2 dátiles o un bizcocho casero y saludable tomado con placer y disfrute no te harán ningún daño si los consumes con moderación.

Por supuesto no podemos olvidarnos de una correcta hidratación; el agua de calidad siempre será la mejor opción. Por último cabe mencionar las especias y hierbas aromáticas, que aportan un toque delicioso y saludable a tus platos.

PLATO ANTIINFLAMATORIO

Te dejo este gráfico para que te sea más fácil componer comidas antiinflamatorias bien equilibradas.

Aceite de oliva virgen extra
para cocinar y aliñar

Agua
(bebida principal)

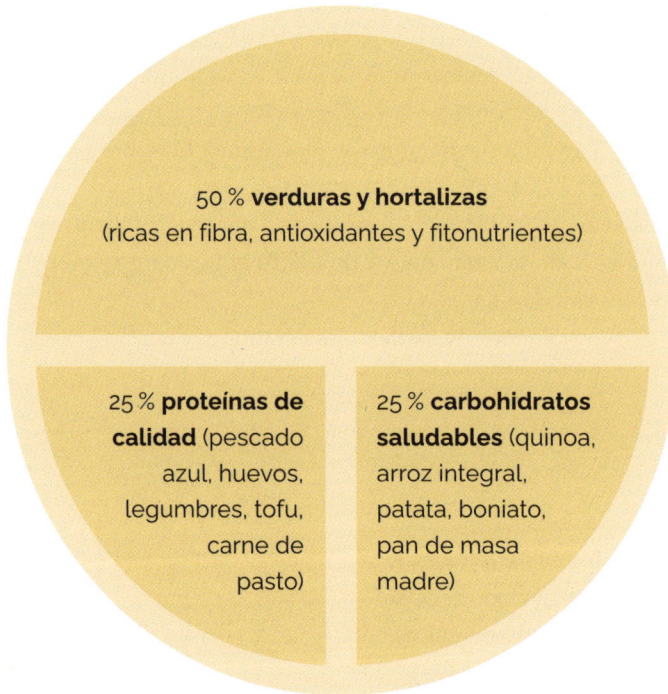

50 % **verduras y hortalizas**
(ricas en fibra, antioxidantes y fitonutrientes)

25 % **proteínas de calidad** (pescado azul, huevos, legumbres, tofu, carne de pasto)

25 % **carbohidratos saludables** (quinoa, arroz integral, patata, boniato, pan de masa madre)

Fruta fresca de temporada para postre
o tentempié saludable

ALIMENTACIÓN ANTIINFLAMATORIA: FRUTA Y VERDURA

Toda la fruta de temporada, especialmente:

- Los frutos rojos y la granada por su alto contenido en antioxidantes.
- Papaya y piña por su contenido en enzimas digestivas que nos ayudan a digerir bien.
- Manzana y pera por su alto contenido en pectina, un tipo de fibra.
- Plátano verdoso, poco maduro, por su alto contenido en almidón resistente.

Verdura de temporada, especialmente:

- Las verduras de hoja verde como espinacas, acelgas, brotes tiernos (canónigos y rúcula).
- Crucíferas ricas en sulforafano, que ayuda a depurar el hígado. Betacaroteno, que es el precursor de la vitamina A y un fuerte antioxidante; se encuentra en todas las verduras de color naranja.
- Tubérculos y raíces: patata, boniato, remolacha, zanahoria, nabos, etc.

ALIMENTACIÓN ANTIINFLAMATORIA: PROTEÍNA

- Proteína de alto valor biológico: aves de calidad de pastoreo/eco (pollo, pavo, codornices), conejo, cordero.
- Vísceras de animales de pasto/eco.
- Jamón de calidad sin aditivos o ibérico.
- Carne roja de pastoreo en menor proporción (una vez a la semana).
- Huevos ecológicos (código 0) de gallinas criadas al aire libre (código 1). También huevos de codorniz.

Evita el consumo de todo tipo de carne procesada de mala calidad, como la presente en ultraprocesados y *fast foods*, y los embutidos de mala calidad.

ALIMENTACIÓN ANTIINFLAMATORIA: PESCADO Y MARISCO

- Pescado azul pequeño: sardinas, boquerones, jurel, caballa, salmón salvaje.
- Pescado blanco salvaje: merluza, bacalao, pescadilla, rosada, dorada o corvina salvaje.
- Marisco salvaje: gambón, gamba salvaje, gamba arrocera, camarones.
- Cefalópodos: calamar, pota, pulpo.
- Bivalvos: mejillones, almejas, ostras.

También puedes utilizar estos alimentos en conserva, pero siempre mejor que sean en botes de vidrio.

Evita los pescados grandes como atún o pez espada, por la acumulación de metales pesados (también el salmón de cría de Noruega).

ALIMENTACIÓN ANTIINFLAMATORIA: CEREALES Y LEGUMBRES

- Prioriza cereales sin gluten y pseudocereales como trigo sarraceno, arroz, quinoa, mijo, idealmente remojados durante 2-4 horas o germinados.
- Legumbres: lentejas, garbanzos, alubias, siempre bien remojadas durante al menos 12 horas, idealmente germinadas (las lentejas son más digestivas).

Evita consumir cereales con gluten, especialmente el trigo (descartar además la celiaquía, sobre todo si ya tenemos alguna enfermedad autoinmunológica) y, si decidimos consumir gluten de forma puntual, procurar que sean productos de calidad, mejor de espelta y centeno, como el pan de masa madre.

No consumas tampoco los productos derivados de estos cereales, como galletas, bollería, cerveza…

ALIMENTACIÓN ANTIINFLAMATORIA: LÁCTEOS

Consume lácteos fermentados, idealmente de cabra y oveja de pastoreo: kéfir, yogur, queso semicurado o curado, pero sin abusar, idealmente 2-3 veces a la semana.

Evita los lácteos de vaca de producción industrial, ya que tienen un perfil más proinflamatorio.

ALIMENTACIÓN ANTIINFLAMATORIA: BEBIDAS VEGETALES

Las bebidas vegetales sin azúcar añadido (de almendra, coco, avellanas…) son más interesantes, ya que las bebidas a base de cereales (de avena, arroz, espelta…) tienen un alto contenido de azúcares naturalmente presentes. Aunque no son azúcares añadidos, no resultan interesantes a nivel nutricional, ya que sus azúcares están hidrolizados, es decir, divididos en moléculas más pequeñas. Por lo tanto, son más dulces y el azúcar se libera más rápido al torrente sanguíneo, por lo que provocan un pico de glucosa más alto.

ALIMENTACIÓN ANTIINFLAMATORIA: FRUTOS SECOS Y SEMILLAS

- Consume frutos secos como nueces, almendras, nueces de Brasil.
- Evita los cacahuetes, que son más proinflamatorios y pueden estar contaminados por micotoxinas (toxinas producidas por algunas especies de hongos: mohos).
- Consume semillas de chía, lino, calabaza, sésamo.

- Las pipas de girasol son menos recomendables por su alto contenido en omega 6 (proinflamatorio).

No abuses de ellos; lo ideal es consumir 100 gramos a la semana.

ALIMENTACIÓN ANTIINFLAMATORIA: GRASAS

- Prioriza grasas de alto poder antiinflamatorio y antioxidante como aceite de oliva virgen extra, aceitunas, aguacate, mantequilla ecológica, mantequilla clarificada (ghee), aceite de coco.
- Evita el consumo de aceites vegetales refinados: colza, canola, girasol, soja, también las grasas trans e hidrogenadas presentes en margarinas y todos los productos elaborados con este tipo de grasa, como bollería y ultraprocesados.
- Evita también las frituras hechas con este tipo de grasa.

ALIMENTACIÓN ANTIINFLAMATORIA: ESPECIAS Y HIERBAS AROMÁTICAS

- Todo tipo de especias naturales y hierbas aromáticas.
- Las más interesantes por su poder antiinflamatorio son cúrcuma, jengibre, canela, clavo, romero y tomillo.
- Mejor comprarlas ecológicas.
- Sal sin refinar: sal marina, sal de Himalaya.
- Mejor no abusar de especias picantes como pimienta, chili y otras, ya que son irritativas para nuestro estómago.
- Evita por completo las salsas y condimentos.

ALIMENTACIÓN ANTIINFLAMATORIA: BEBIDAS

- El agua debe ser nuestra bebida principal.
- Tés: verde, blanco, negro.
- Café de calidad con moderación.
- Kombucha.
- Evita por completo los zumos y los refrescos con azúcar y edulcorados.
- Elimina o reduce el consumo de alcohol.

5.
MENÚS
ANTIINFLAMATORIOS
CON LISTA
DE ALIMENTOS
POR TEMPORADA

MENÚ ANTIINFLAMATORIO DE PRIMAVERA

	LUNES	MARTES	MIÉRCOLES
DESAYUNO	Huevos revueltos con espárragos, aguacate	**Tortitas de manzana con topping**	**Tostada de pan de sarraceno** con aguacate y huevo
SNACKS	SNACKS SALUDABLES: FRUTA DE TEMPORADA, UN PUÑADITO DE FRUTOS SECOS (ALMENDRA, NUECES), INFUSIÓN , TÉ		
COMIDA	**Patata prebiótica** + acelgas salteadas + caballa a la plancha	**Albóndigas de pavo en salsa de zanahoria** + arroz basmati	**Boquerones con ajo**, ensalada con rábanos, remolacha y zanahoria
SNACKS	SNACKS SALUDABLES: FRUTA DE TEMPORADA, UN PUÑADITO DE FRUTOS SECOS (ALMENDRA, NUECES), INFUSIÓN , TÉ		
CENA	**Crema de verdura**, langostino a la plancha	Tortilla francesa con jamón, aguacate	**Ensalada de patata prebiótica**

NOTA: La receta de los platos destacados en negrita la puedes encontrar en el siguiente capítulo.

JUEVES	VIERNES	SÁBADO	DOMINGO
Crepe de sarraceno con aguacate, salmón y brotes	Sándwich de **pan de zanahoria** con queso de cabra y tomate	**Pudding de chía** con yogur de coco y papaya	Wrap de espinacas con relleno

SNACKS SALUDABLES: FRUTA DE TEMPORADA,
UN PUÑADITO DE FRUTOS SECOS (ALMENDRA, NUECES),
INFUSIÓN , TÉ

JUEVES	VIERNES	SÁBADO	DOMINGO
Salteado de espárragos y calabacín, pollo/pavo a la plancha	**Arroz de brócoli, patata prebiótica**, salmón a la plancha	**Ensalada de lombarda**, chuletas de cordero/pavo a la plancha	**Palitos de boniato, pollo con naranja**

SNACKS SALUDABLES: FRUTA DE TEMPORADA,
UN PUÑADITO DE FRUTOS SECOS (ALMENDRA, NUECES),
INFUSIÓN , TÉ

JUEVES	VIERNES	SÁBADO	DOMINGO
Flores de alcachofas, huevo a la plancha	**Carpaccio de remolacha**, 2 huevos duros	**Tabulé de quinoa**, caballa en conserva	Crema de coliflor, patata y puerro, calamar a la plancha

MENÚ ANTIINFLAMATORIO DE VERANO

	DOMINGO	LUNES	MARTES	MIÉRCOLES
DESAYUNO		Tostada de **pan de sarraceno** con aguacate y jamón ibérico o cocido de calidad, rúcula	**Pudding de chía** con frutos rojos y topping	**Tortilla francesa con tomates cherry, queso fresco de cabra, aguacate y rúcula**
SNACKS	SNACKS SALUDABLES: FRUTA DE TEMPORADA, UN PUÑADITO DE FRUTOS SECOS (ALMENDRA, NUECES), INFUSIÓN , TÉ			
COMIDA		Pisto con huevos a la plancha	**Ensalada de lentejas** + boquerones en vinagre	**Crema fría de espárragos blancos** + calamar a la plancha con ajo y perejil
SNACKS	SNACKS SALUDABLES: FRUTA DE TEMPORADA, UN PUÑADITO DE FRUTOS SECOS (ALMENDRA, NUECES), INFUSIÓN , TÉ			
CENA		**Salmorejo sin pan con topping** + mejillones al vapor	Salteado de cebolla, espárragos y shiitake con especias al gusto y huevos a la plancha por encima	**Bocaditos de berenjena** con ensalada

JUEVES	VIERNES	SÁBADO	DOMINGO
Pan exprés de zanahoria con **paté de aguacate y caballa**	**Batido multivitamínico y antioxidante**	Yogur de cabra/oveja con fruta de temporada y **granola de sarraceno**	**Tortitas de plátano con arándanos** + topping

SNACKS SALUDABLES: FRUTA DE TEMPORADA,
UN PUÑADITO DE FRUTOS SECOS (ALMENDRA, NUECES),
INFUSIÓN , TÉ

JUEVES	VIERNES	SÁBADO	DOMINGO
Tabulé de quinoa + sardinas a la plancha	**Palitos de boniato** + brochetas de pavo y verduras (calabacín, pimiento, cebolla) al horno	**Espaguetis de calabacín y zanahoria con gambas**	**Musaka con bechamel de coliflor**

SNACKS SALUDABLES: FRUTA DE TEMPORADA,
UN PUÑADITO DE FRUTOS SECOS (ALMENDRA, NUECES),
INFUSIÓN , TÉ

JUEVES	VIERNES	SÁBADO	DOMINGO
Frittata de acelgas/ espinacas con queso de cabra, tomate aliñado	Salmón a la plancha/horno + ensalada de rúcula, queso feta, remolacha, aguacate y semillas de calabaza	**Ensalada de patata prebiótica**	**Crema de verdura prebiótica** + **aguacate relleno**

MENÚ ANTIINFLAMATORIO DE OTOÑO

	LUNES	MARTES	MIÉRCOLES
DESAYUNO	**Tostadas de boniato con topping**	Tortilla francesa con setas y espinacas	Sándwich de **pan de calabaza** con relleno
SNACKS	SNACKS SALUDABLES: FRUTA DE TEMPORADA, UN PUÑADITO DE FRUTOS SECOS (ALMENDRA, NUECES), INFUSIÓN , TÉ		
COMIDA	**Pollo al curry con calabaza y espinacas**	**Palitos de boniato y zanahoria**, sardinas al horno	Salteado de setas y puerro, **patata prebiótica**, chuletas de pavo a la plancha
SNACKS	SNACKS SALUDABLES: FRUTA DE TEMPORADA, UN PUÑADITO DE FRUTOS SECOS (ALMENDRA, NUECES), INFUSIÓN , TÉ		
CENA	**Frittata de acelgas/** espinacas con queso de cabra, rúcula con remolacha	**Crema de calabaza y lentejas rojas** decorada con semillas de calabaza	Judias verdes salteadas con cebolla y gambón

JUEVES	VIERNES	SÁBADO	DOMINGO
Porridge cremoso de sarraceno con puré de calabaza, pera y nueces	Tostada de **pan de sarraceno** con aguacate y jamón	**Tortilla de zanahoria** con salmón y rúcula	**Tortitas de calabaza con topping**

SNACKS SALUDABLES: FRUTA DE TEMPORADA,
UN PUÑADITO DE FRUTOS SECOS (ALMENDRA, NUECES),
INFUSIÓN , TÉ

JUEVES	VIERNES	SÁBADO	DOMINGO
Crema de tomates, pescado en papillote	Pasta de arroz con salteado de verdura y pechuga de pavo	Verdura al horno (calabaza, patata, cebolla), caballa al horno	Guiso de pavo con patata, zanahoria, puerro y calabaza

SNACKS SALUDABLES: FRUTA DE TEMPORADA,
UN PUÑADITO DE FRUTOS SECOS (ALMENDRA, NUECES),
INFUSIÓN , TÉ

JUEVES	VIERNES	SÁBADO	DOMINGO
Boniato asado, brócoli al vapor, pechuga de pollo a la plancha/ horno	**Crepe de sarraceno** con setas salteadas y huevo a la plancha	Caldo de pollo con fideos de sarraceno/arroz con verduras	Tortilla de espárragos, escarola con remolacha, aguacate y rabanitos

MENÚ ANTIINFLAMATORIO DE INVIERNO

	LUNES	MARTES	MIÉRCOLES
DESAYUNO	Tostada de **pan de sarraceno** con paté antiinflamatorio	**Pudding de chía** con granada, canela y nueces	Sándwich de **pan de calabaza** con relleno
SNACKS	SNACKS SALUDABLES: FRUTA DE TEMPORADA, UN PUÑADITO DE FRUTOS SECOS (ALMENDRA, NUECES), INFUSIÓN , TÉ		
COMIDA	**Espaguetis de calabacín y zanahoria** con salsa boloñesa	**Pescado en papillote** con verduras, **puré de coliflor**	**Muslos de pollo con naranja**, boniato al horno
SNACKS	SNACKS SALUDABLES: FRUTA DE TEMPORADA, UN PUÑADITO DE FRUTOS SECOS (ALMENDRA, NUECES), INFUSIÓN , TÉ		
CENA	Tortilla francesa con setas/ champiñones	Solomillo de pollo/pavo, ensalada de brotes tiernos, aguacate, remolacha y rábanos	**Arroz de coliflor** y zanahoria, huevos a la plancha

JUEVES	VIERNES	SÁBADO	DOMINGO
Tostada de boniato decorada con aguacate y huevos revueltos	**Porridge de sarraceno** con pera/manzana, canela y almendras	**Pan de zanahoria** con aguacate, jamón y rúcula	**Tortitas de plátano con topping**

SNACKS SALUDABLES: FRUTA DE TEMPORADA,
UN PUÑADITO DE FRUTOS SECOS (ALMENDRA, NUECES),
INFUSIÓN , TÉ

JUEVES	VIERNES	SÁBADO	DOMINGO
Lentejas con verduras	Crema de brócoli, patata y puerro, boquerones al ajillo	Pasta de sarraceno/arroz con salteado de gambas, tomates cherry, espinacas	**Albóndigas en salsa de zanahoria, patata prebiótica**

SNACKS SALUDABLES: FRUTA DE TEMPORADA,
UN PUÑADITO DE FRUTOS SECOS (ALMENDRA, NUECES),
INFUSIÓN , TÉ

JUEVES	VIERNES	SÁBADO	DOMINGO
Crema prebiótica, caballa a la plancha	Verduras al horno (calabaza, zanahoria, cebolla, champiñones), hamburguesa de pollo	Alcachofas salteadas con taquitos de jamón	Acelgas/ espinacas salteadas con ajo, calamar/sepia a la plancha

6.
RECETAS
ANTIINFLAMATORIAS

PUDDING DE CHÍA (receta base)

INGREDIENTES:

- 2 cucharadas de semillas de chía
- 200 ml de bebida de coco/ almendra/kéfir/yogur de cabra

TOPPINGS:

- fruta de temporada, nueces, almendras, tahín (crema de sésamo), crema de almendras, coco rallado, semillas de cáñamo, canela de Ceilán

Remojamos las semillas en la bebida de coco durante al menos 20 minutos, idealmente toda la noche. Durante los primeros minutos, removemos para evitar la formación de grumos. Servimos con la fruta de temporada que elijamos. Como topping añadimos coco rallado, nueces o almendras, crema de almendras o tahín, canela, etc.

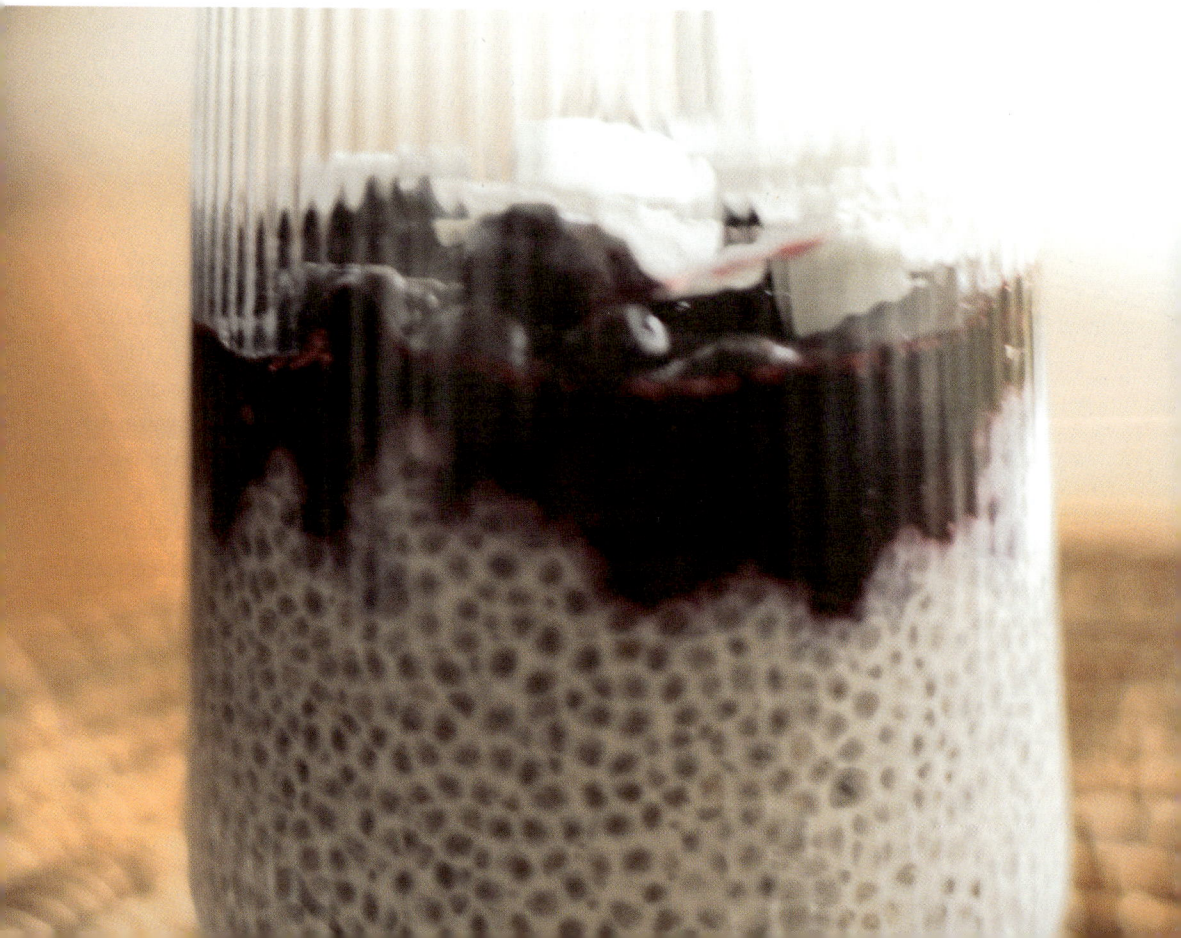

TORTILLA FRANCESA CON ESPINACAS, TOMATES CHERRY Y QUESO DE CABRA

INGREDIENTES:

- un puñado de espinacas frescas
- tomates cherry
- 2 huevos
- 30 g de queso de cabra fresco
- ½ aguacate
- un puñado de rúcula o canónigos
- 1 cucharada de AOVE
- una pizca de sal y pimienta

En un chorrito de AOVE salteamos las espinacas con los tomates cortados por la mitad. Mientras tanto, batimos los huevos, salpimentamos y los vertemos en la sartén con las espinacas y los tomates salteados. Añadimos el queso de cabra y dejamos cuajar. Servimos con un puñado de rúcula o canónigos y ½ aguacate.

PORRIDGE DE SARRACENO CREMOSO

INGREDIENTES:

- 1 vaso de bebida de coco/almendra
- 2 cucharadas de copos de trigo sarraceno/avena
- 1 cucharada de lino recién molido
- 1 cucharada de chía
- ½ cucharadita de canela de Ceilán

TOPPINGS:

- fruta de temporada, una onza de chocolate negro, almendras/nueces

En un cazo calentamos la leche vegetal, añadimos los demás ingredientes, removemos bien, apagamos el fuego y dejamos reposar al menos 15 minutos. Lo ideal es prepararlo por la noche y dejarlo reposar hasta el día siguiente en la nevera. Antes de consumirlo, lo decoramos con el topping de nuestra elección.

Podemos endulzarlo con una cucharadita de miel.

También podemos prepararlo directamente en un recipiente con cierre y llevarlo al trabajo.

Para aportar más nutrientes y fibra y variar el sabor, podemos añadir 2 cucharadas de puré de calabaza o 1 zanahoria rallada.

PAN EXPRÉS DE ZANAHORIA

INGREDIENTES:

- 1 zanahoria rallada (puedes cambiarlo por 2 cucharadas de puré de calabaza)
- 2 huevos eco
- 1 cucharada de harina de sarraceno
- 1 cucharadita de AOVE
- ½ cucharadita de levadura en polvo
- una pizca de sal

Batimos todos los ingredientes y vertemos la masa en un táper de cristal cuadrado. Cocinamos en el microondas durante 2-3 minutos a máxima potencia o en el horno convencional durante 10-15 minutos. Desmoldamos y dejamos enfriar unos minutos. Luego, abrimos por la mitad y servimos con el relleno de nuestra elección: aguacate, huevo, jamón de calidad, sardina/caballa en conserva, salmón ahumado, queso de cabra u oveja, rúcula, tomate, etc.

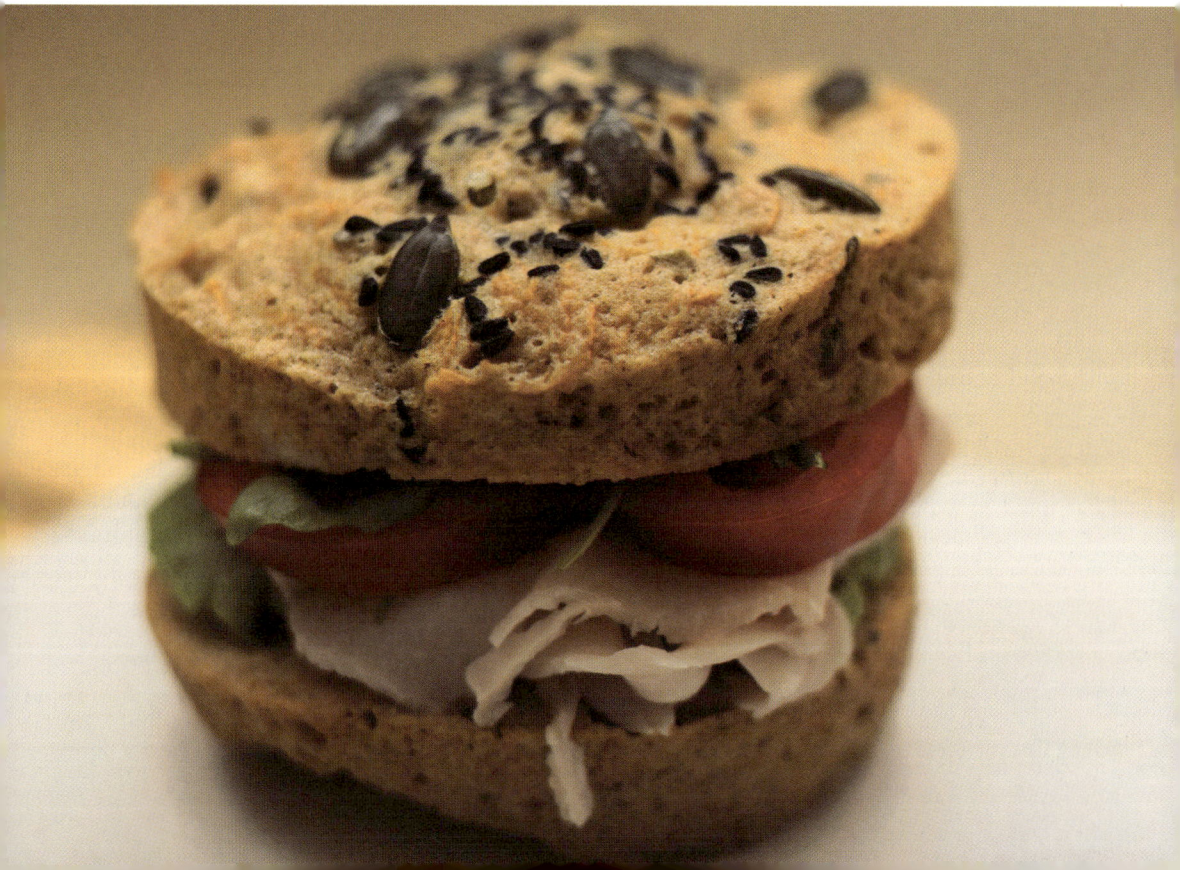

TABULÉ DE QUINOA

INGREDIENTES:

· ½ vaso de quinoa

· un puñado de tomates cherry

· ½ pimiento rojo

· 1 pepino pequeño

· ½ cebolla morada

· un puñado de perejil

· sal, pimienta negra

· AOVE

· el zumo de ½ limón

Lavamos bien los granos de quinoa hasta que el agua salga limpia. Cocinamos durante 15 minutos en 2 partes de agua por 1 parte de quinoa. Enfriamos. Cortamos finamente los tomates, el pimiento, el pepino, la cebolla y el perejil.

Mezclamos con la quinoa enfriada, salpimentamos y aliñamos con una mezcla de AOVE y zumo de limón.

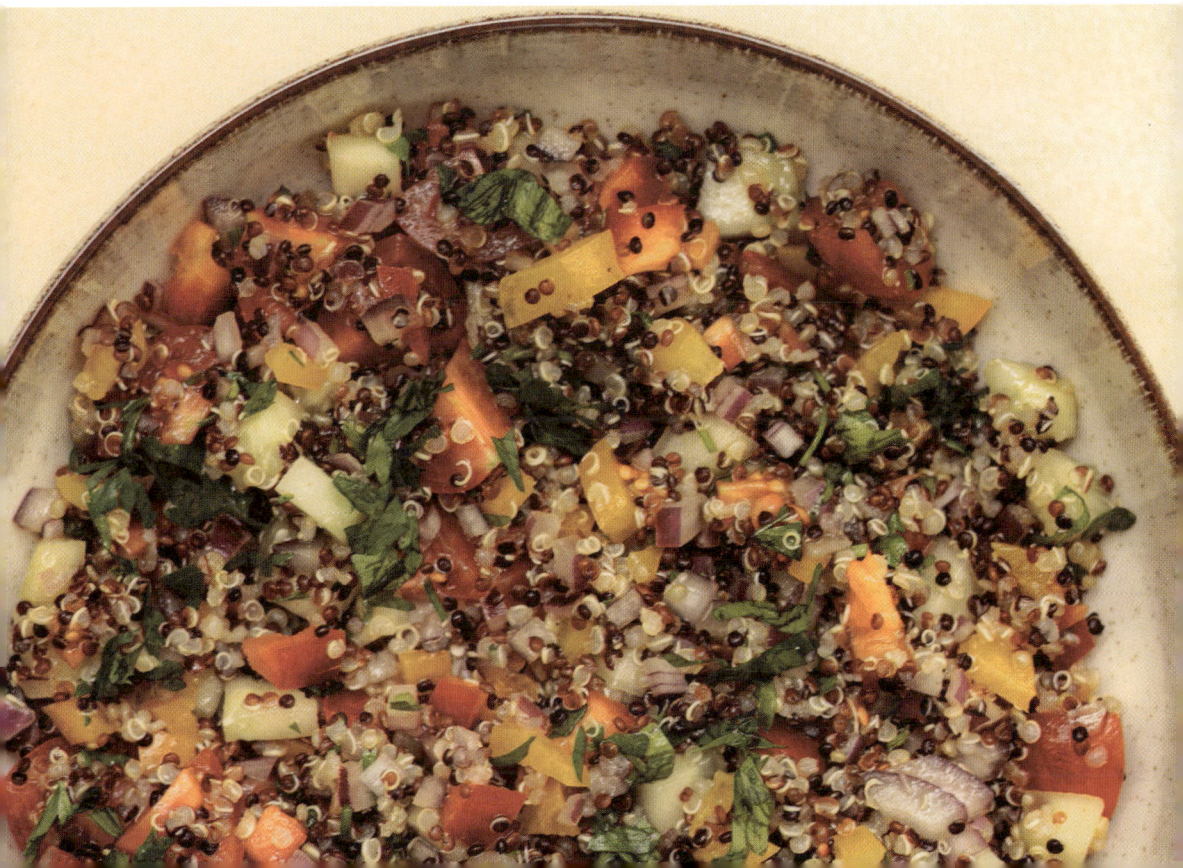

TORTITAS DE PLÁTANO CON ARÁNDANOS

INGREDIENTES:

- 2 huevos
- 1 plátano maduro
- 1 cucharada de semillas de lino recién molidas
- 1 cucharada de harina de almendra/sarraceno
- un puñado de arándanos frescos o congelados
- ½ cucharadita de canela de Ceilán
- aceite de coco, para engrasar

TOPPINGS:

- crema de almendras, nueces, frutos rojos, coco rallado, una onza de chocolate negro 85 %

Batimos todos los ingredientes menos los arándanos, que añadiremos a la masa después de batir. Dejamos reposar 5-10 minutos y cocinamos las tortitas por ambos lados en una sartén engrasada con aceite de coco. Servimos con el topping de nuestra elección.

TORTITAS DE CALABAZA/BONIATO

INGREDIENTES:

- 2 huevos
- 3 cucharadas de calabaza o boniato previamente cocinados
- 2 cucharadas de harina de almendra/avena/trigo sarraceno o de almendra molida
- ½ cucharadita de canela de Ceilán
- una pizca de jengibre
- aceite de coco o mantequilla clarificada, para engrasar

TOPPINGS:

- crema de almendras, nueces, fruta, coco rallado, una onza de chocolate negro 85 %

Batimos todos los ingredientes. Dejamos reposar 5-10 minutos y cocinamos por ambos lados en una sartén engrasada con aceite de coco. Servimos con el topping de nuestra elección.

TORTITAS DE MANZANA/PERA

INGREDIENTES:

- 2 huevos
- 1 manzana o pera cocida en microondas durante 2 minutos, en horno o en un cazo
- 2 cucharadas de harina de almendra/avena/trigo sarraceno o de almendra molida
- ½ cucharadita de canela de Ceilán
- una pizca de jengibre
- aceite de coco, para engrasar

TOPPINGS:

- crema de almendras, nueces, fruta, coco rallado, una onza de chocolate negro 85 %

Batimos todos los ingredientes. Dejamos reposar 5-10 minutos y cocinamos las tortitas por ambos lados en una sartén engrasada con aceite de coco. Servimos con el topping de nuestra elección.

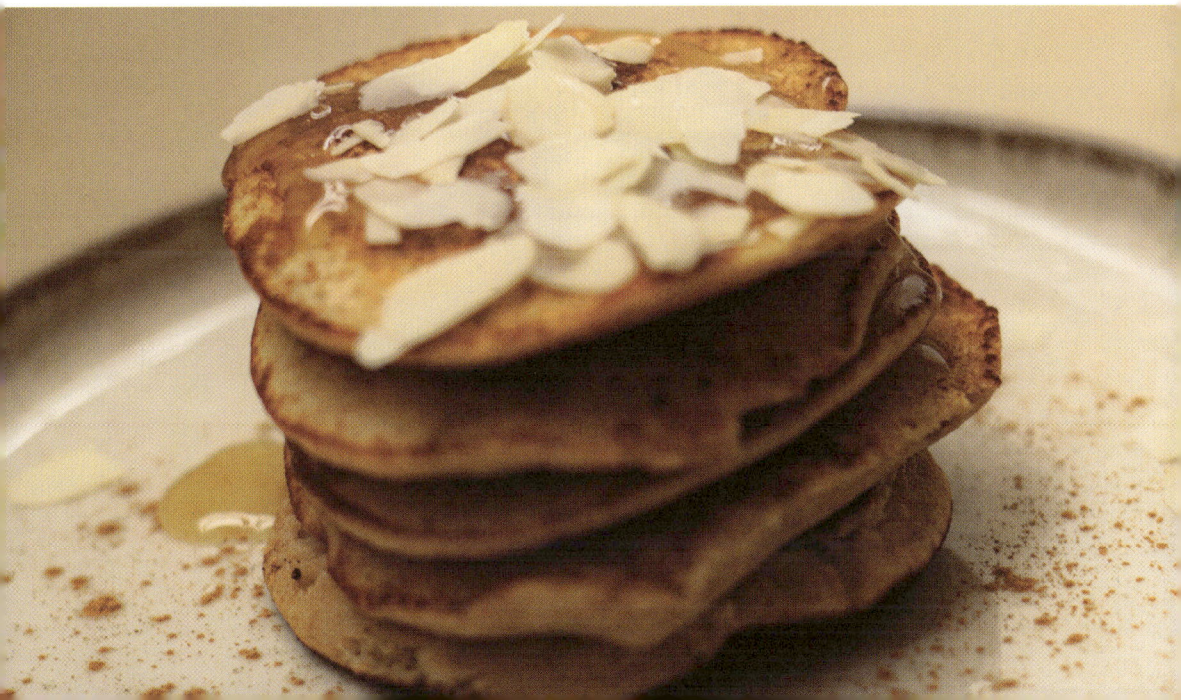

PALITOS DE BONIATO

INGREDIENTES:

- 1 boniato/batata
- ½ cucharadita de cúrcuma en polvo
- ½ cucharadita de tomillo/romero
- una pizca de jengibre en polvo
- sal, pimienta negra
- AOVE

Pelamos y cortamos el boniato en forma de patatas fritas. Mezclamos las especias con un chorrito de aceite de oliva. Disponemos el boniato cortado en una bandeja para horno, incorporamos bien con la mezcla de especias y aceite, y horneamos durante 25 minutos a 170 ˚C.

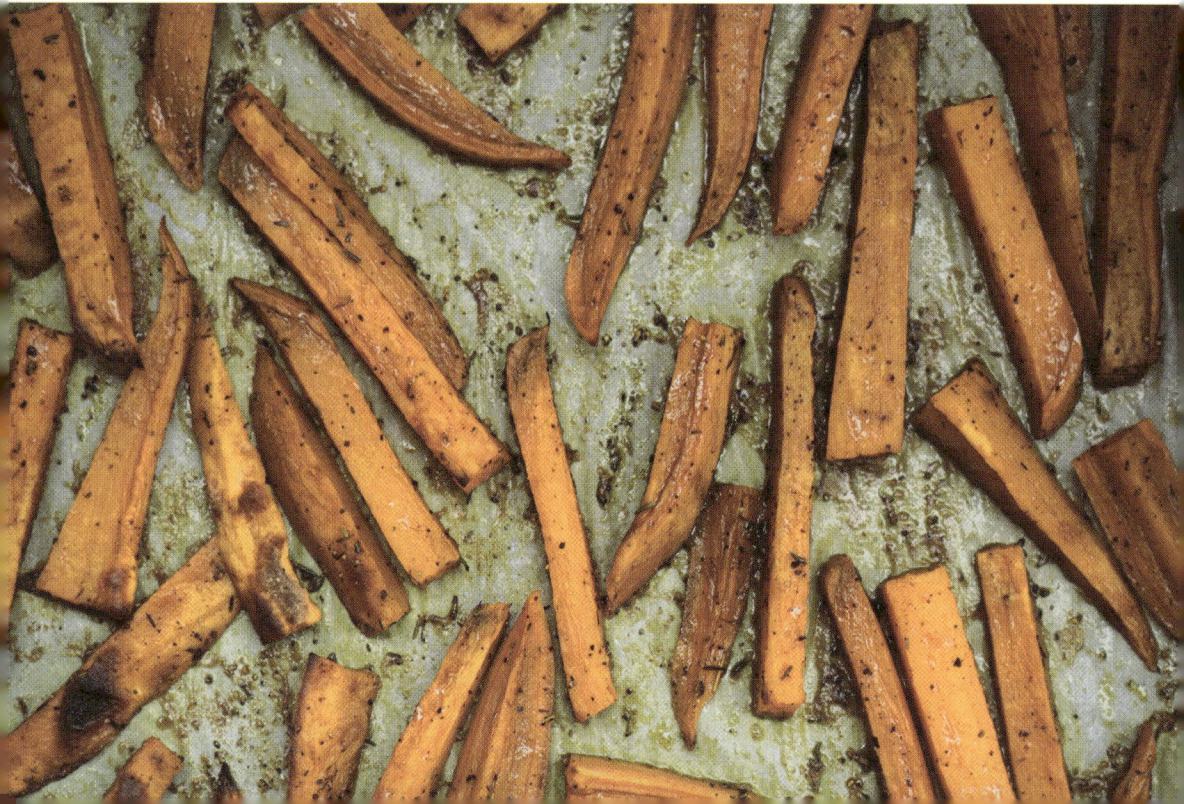

ALBÓNDIGAS EN SALSA DE ZANAHORIA

INGREDIENTES:

- 500 g de carne picada de pavo
- 1 huevo
- 1 cucharada de harina de sarraceno/arroz
- 1 puerro
- 1 diente de ajo
- 2 zanahorias
- ½ cdta. de cúrcuma en polvo
- ½ cdta. de orégano
- sal, pimienta negra
- AOVE

Mezclamos la carne picada con el huevo, salpimentamos y formamos albóndigas. Las pasamos por la harina y las cocinamos en la sartén/horno/airfryer. Mientras tanto, preparamos la salsa. Sofreímos el puerro y el ajo, añadimos las zanahorias ralladas y sofreímos un rato más. Agregamos medio vaso de agua o caldo y las especias, y dejamos cocinar tapado durante 10-15 minutos. Trituramos la salsa y la servimos con las albóndigas.

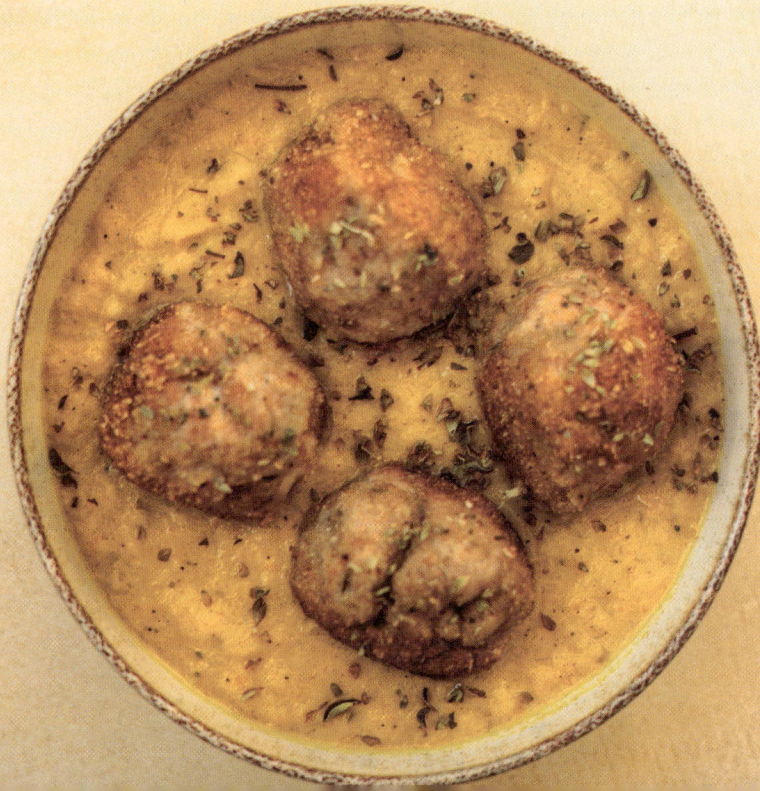

ARROZ DE BRÓCOLI/COLIFLOR

INGREDIENTES:

- 1 brócoli/coliflor
- sal
- pimienta negra
- AOVE

Trituramos el brócoli en un procesador o lo rallamos con un rallador. Salpimentamos y lo salteamos con un poco de AOVE durante 5 minutos.

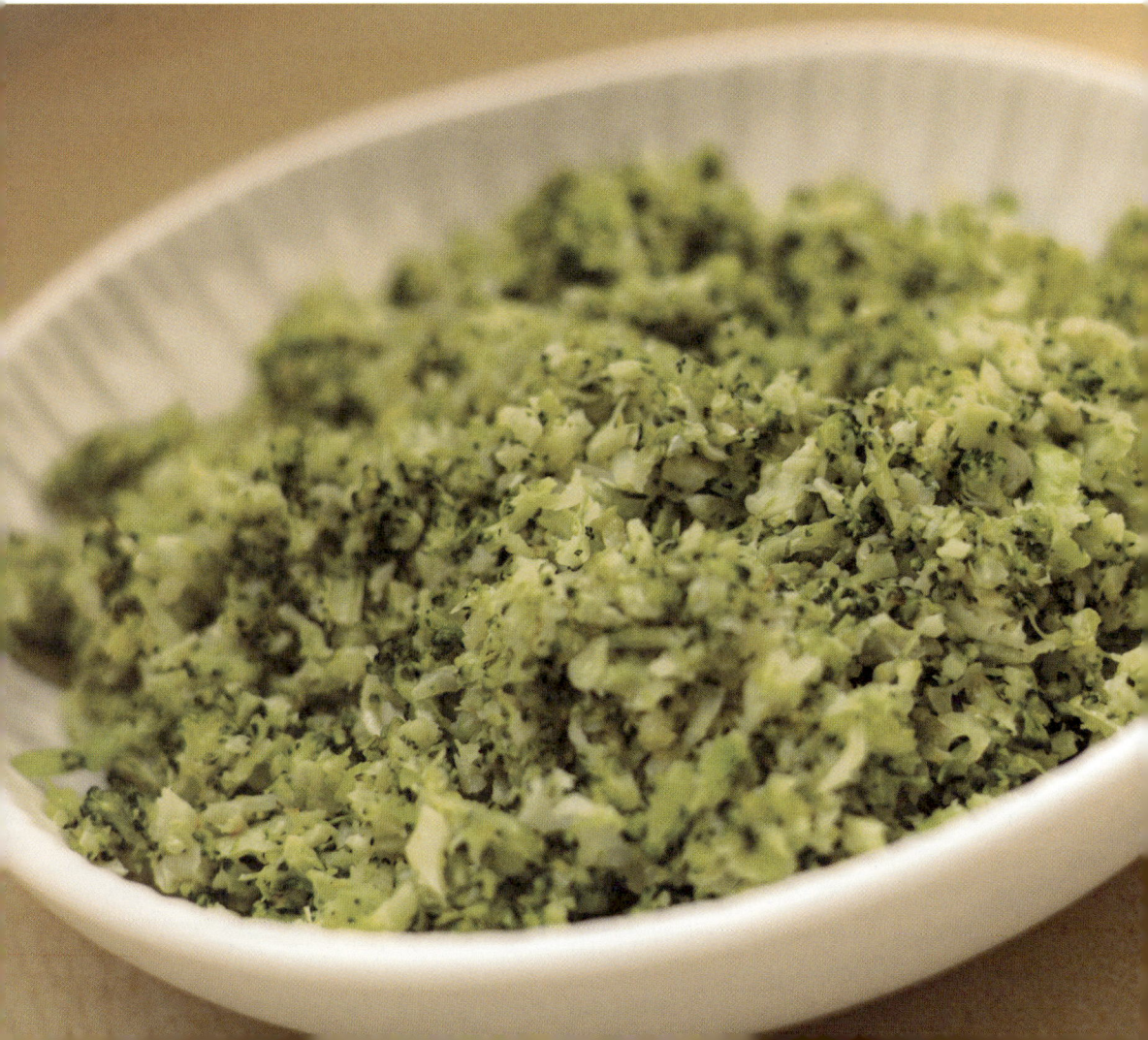

PURÉ DE COLIFLOR

INGREDIENTES:

- 1 cabeza de coliflor
- 1 diente de ajo
- 1 cucharada de AOVE/mantequilla clarificada
- caldo de verduras
- sal, pimienta negra

Troceamos la coliflor y la cocemos al vapor. En una cazuela, sofreímos el ajo en un chorrito de aceite de oliva, añadimos la coliflor cocida, salpimentamos, añadimos un chorrito de caldo, trituramos bien y, según la textura deseada, añadimos otro chorrito de caldo.

Es el sustituto del puré de patatas por excelencia.

PESCADO EN PAPILLOTE CON VERDURAS

INGREDIENTES:

- 1 lomo de pescado a elegir
- 1 puerro/cebolla
- ½ calabacín
- un puñado de tomates cherry
- sal, pimienta negra
- AOVE

Salpimentamos los lomos de pescado por ambos lados. Cortamos el puerro en juliana fina, el calabacín en láminas y los tomates por la mitad. Salpimentamos y aliñamos con aceite de oliva. En una hoja de papel para hornear disponemos las verduras y el pescado. Cerramos el papel doblando los lados. Horneamos durante 25 minutos a 170 ˚C.

BOQUERONES CON AJO A BAJA TEMPERATURA

INGREDIENTES:

- 1 diente de ajo
- 2 guindillas
- 300 gramos de boquerones limpios
- sal, pimienta negra
- zumo de limón
- AOVE
- perejil

Sofreímos ligeramente el ajo y la guindilla en aceite de oliva. Añadimos los boquerones limpios y dejamos cocinar tapado a baja temperatura durante 10 minutos. Salpimentamos y añadimos un chorrito de zumo de limón y perejil picado.

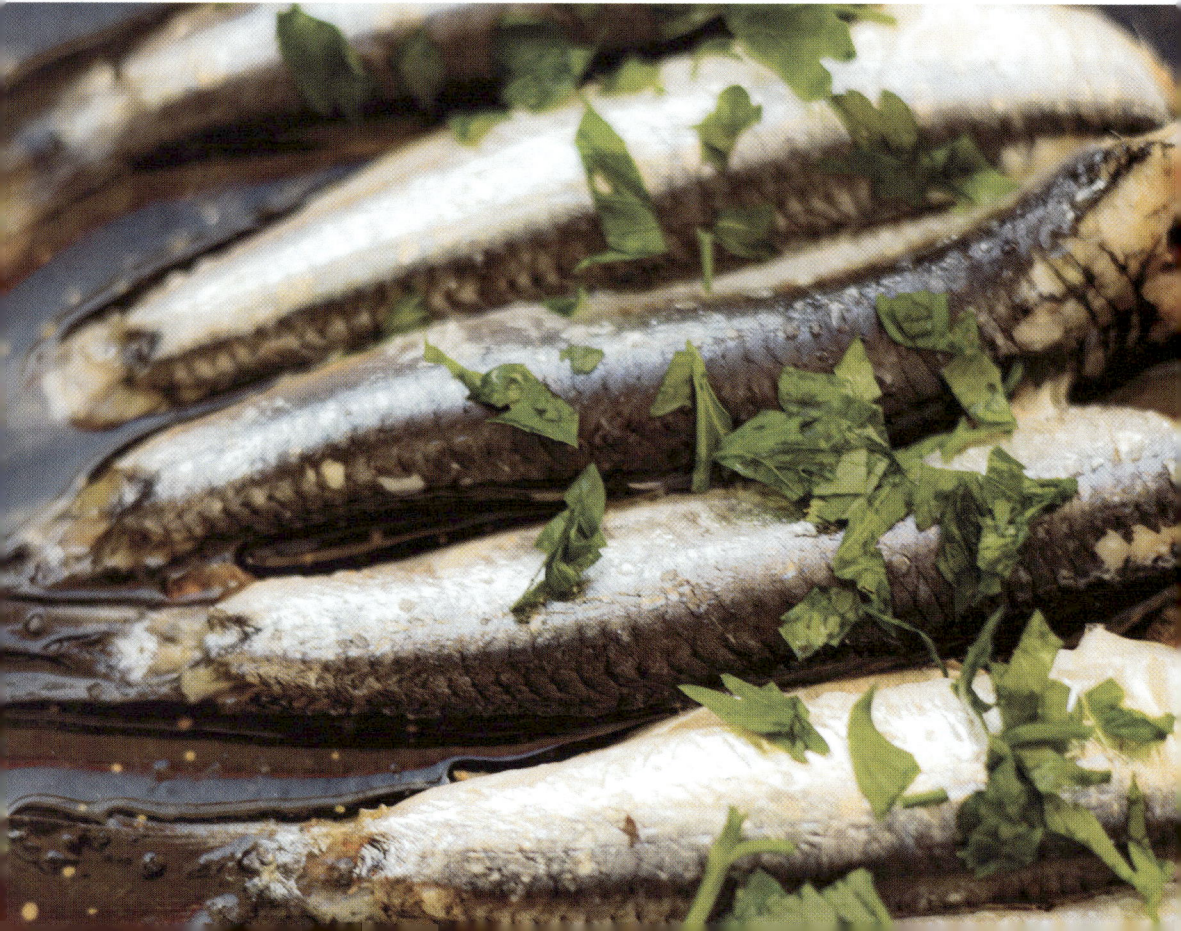

ENSALADA DE LENTEJAS

INGREDIENTES:

- 1 remolacha cocida
- 1 tomate
- ½ pimiento rojo
- ½ cebolla morada
- 1 bote de lentejas o 300 g de lentejas remojadas y cocinadas
- 1 aguacate
- un puñado de rúcula/canónigos
- sal, pimienta negra
- AOVE
- zumo de limón
- perejil picado

Cortamos la remolacha, el tomate, el pimiento y la cebolla, salpimentamos y mezclamos bien, y añadimos las lentejas, el aguacate en dados y la rúcula. Aliñamos con aceite de oliva y zumo de limón, decoramos con perejil picado y servimos.

CREMA FRÍA DE ESPÁRRAGOS BLANCOS

INGREDIENTES:

- 1 tarro de espárragos blancos (300 gramos aprox.)
- 2 huevos cocidos
- 1 cucharada de aceite de oliva
- sal y pimienta al gusto
- 200 ml de agua o caldo

Escurrimos los espárragos, los trituramos con los demás ingredientes y servimos la crema bien fresquita con el topping de nuestra elección: huevo duro, langostino cocido, pipas de calabaza, queso de cabra fresco.

FLORES DE ALCACHOFAS CON JAMÓN

INGREDIENTES:

· alcachofas

· taquitos de jamón

· sal

· AOVE

Pelamos y cocinamos las alcachofas durante 20 minutos. Escurrimos y dejamos enfriar. Luego vamos abriendo delicadamente las hojas de alcachofa empezando por fuera para obtener una forma de flor. Pasamos las flores de alcachofas por una sartén con el aceite de oliva hasta dorarlas ligeramente. Servimos con taquitos de jamón y escamas de sal.

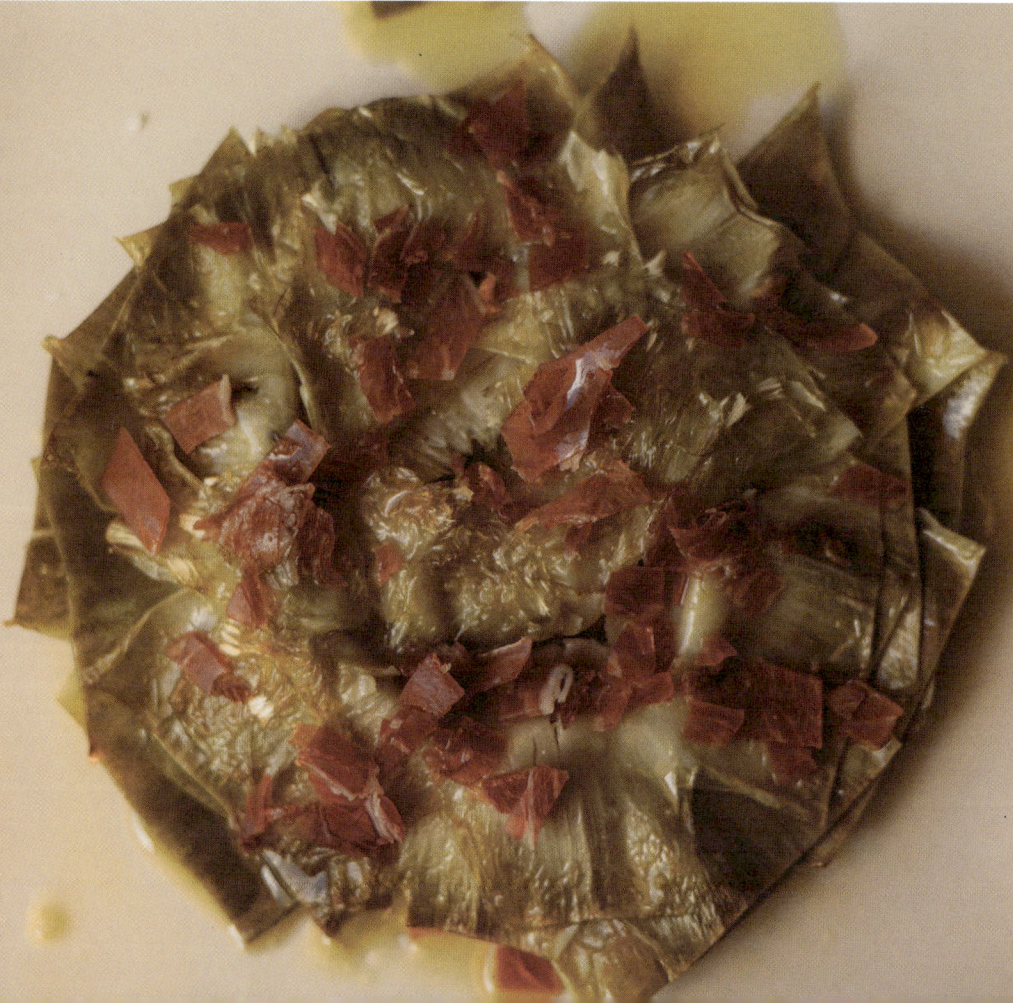

CARPACCIO DE REMOLACHA

INGREDIENTES:

- remolachas cocidas
- queso feta o de cabra fresco
- rúcula
- sal
- AOVE
- vinagre balsámico

Cortamos las remolachas en finas lonchas. Las disponemos en un plato y decoramos con el queso feta desmigado y la rúcula, y aliñamos con sal, aceite de oliva y vinagre balsámico.

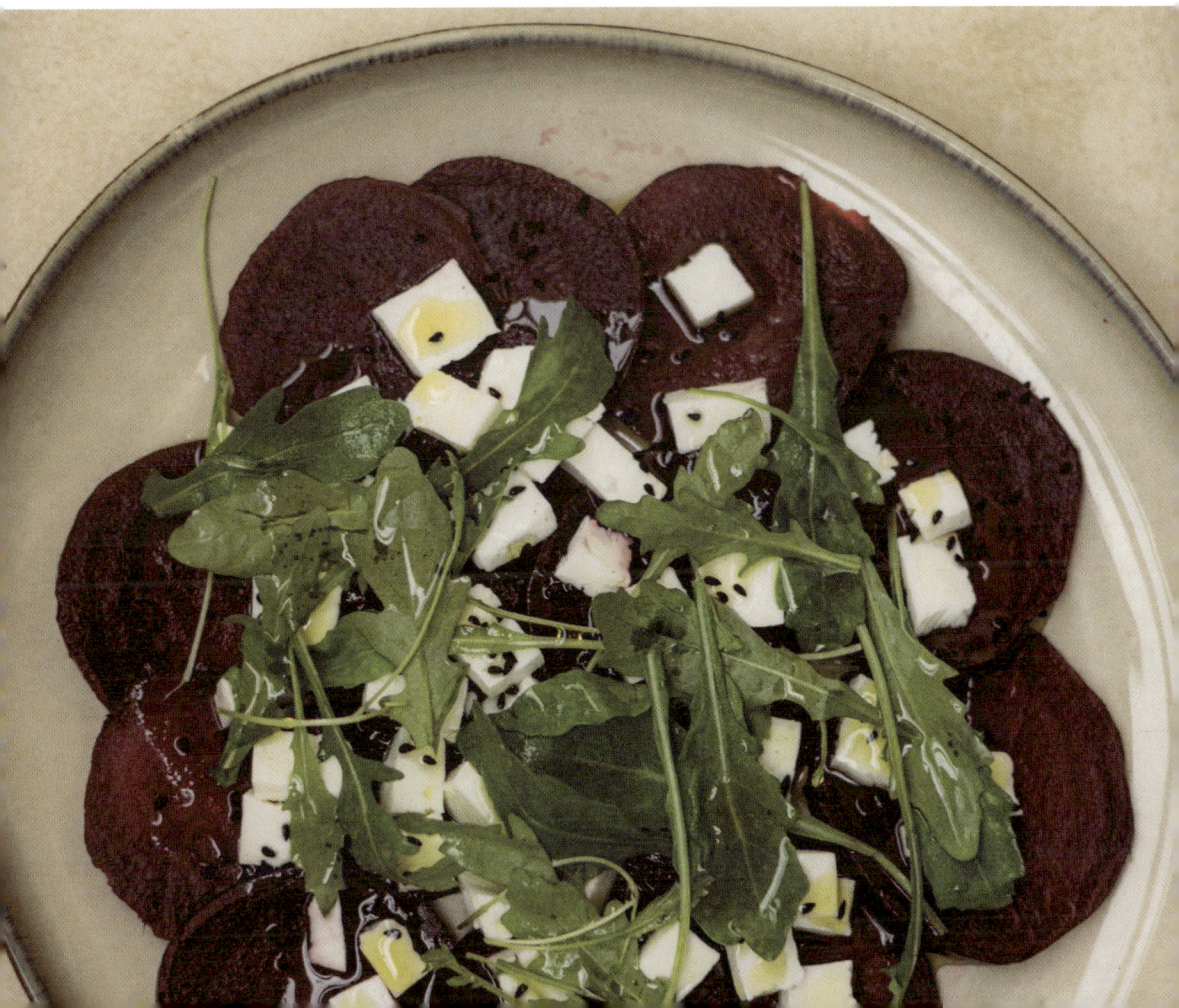

ENSALADA DE COL LOMBARDA

INGREDIENTES:

- ½ col lombarda
- ½ cebolla morada
- 1 zanahoria
- 1 manzana
- el zumo de ½ limón
- 2 cucharadas de AOVE
- sal, pimienta negra

Cortamos finamente la col y la cebolla, rallamos la zanahoria y la manzana, rociamos con el zumo de limón, salpimentamos y añadimos el AOVE, mezclamos bien y dejamos reposar media hora. Podemos guardarlo en la nevera para el día siguiente.

POLLO AL CURRY CON CALABAZA Y ESPINACAS

INGREDIENTES:

- 1 pechuga de pollo
- ½ cebolla
- 2 dientes de ajo
- ½ vaso de calabaza cruda en dados
- ½ vaso de leche de coco (de lata)
- ½ cdta. de cúrcuma en polvo
- ½ cdta. de tomillo/romero
- un puñado de espinacas frescas
- una pizca de jengibre en polvo
- sal, pimienta negra
- AOVE

Cortamos la pechuga de pollo en trozos medianos. Calentamos un poco de aceite en una olla y sofreímos la cebolla y el ajo picados. Añadimos los trozos de pollo, salteamos, agregamos los dados de calabaza, las especias y la leche de coco, y cocinamos 15 minutos. Luego añadimos las espinacas frescas y dejamos cocinar unos 2-3 minutos más.

BATIDO MULTIVITAMÍNICO ANTIOXIDANTE

INGREDIENTES:

- 1 vaso de yogur o de kéfir de cabra/oveja/coco
- 1 plátano
- 1 cda. de semillas de lino molidas
- un puñado de frutos rojos
- 1 cda. de crema de almendras
- 1 cda. de semillas de lino recién molidas (opcional: 1 cda. de proteina en polvo o colágeno neutro)

TOPPINGS:

- fruta, chips de coco o coco rallado, semillas de cáñamo, nueces, almendras, canela de Ceilán

Batimos todos los ingredientes y decoramos con el topping de nuestra elección.

CREMA DE TOMATES Y ALBAHACA

INGREDIENTES:

- 1 kg de tomates
- 1 zanahoria
- 1 cebolla
- 2 dientes de ajo
- 5 hojas de albahaca
- sal, pimienta negra
- AOVE
- queso feta desmigado (opcional)

Pelamos y cortamos los tomates, la zanahoria, la cebolla y el ajo. Sofreímos primero la cebolla y el ajo picados en aceite, y añadimos la zanahoria y los tomates. Agregamos caldo o agua hasta cubrir, salpimentamos y dejamos cocinar durante 30 minutos. Apagamos el fuego, añadimos la albahaca y trituramos bien.

Se puede servir con queso feta desmigado.

ESPAGUETIS DE CALABACÍN Y ZANAHORIA CON GAMBAS

INGREDIENTES:

- 1 calabacín mediano
- 1 zanahoria
- cúrcuma
- sal, pimienta
- AOVE
- 150 g de gambas/gambón
- 2 dientes de ajo
- perejil picado

Con la ayuda de un espiralizador o mandolina preparamos espirales de zanahoria y calabacín. Luego, salteamos las espirales de zanahoria con 1 diente de ajo machacado. En cuanto se vuelva un poco tierna (2 o 3 minutos), añadimos el calabacín y las especias y salteamos unos minutos más.

Mientras tanto, rehogamos las gambas/gambón con el otro diente de ajo. Servimos en un plato los espaguetis vegetales y adornamos con las gambas y el perejil picado.

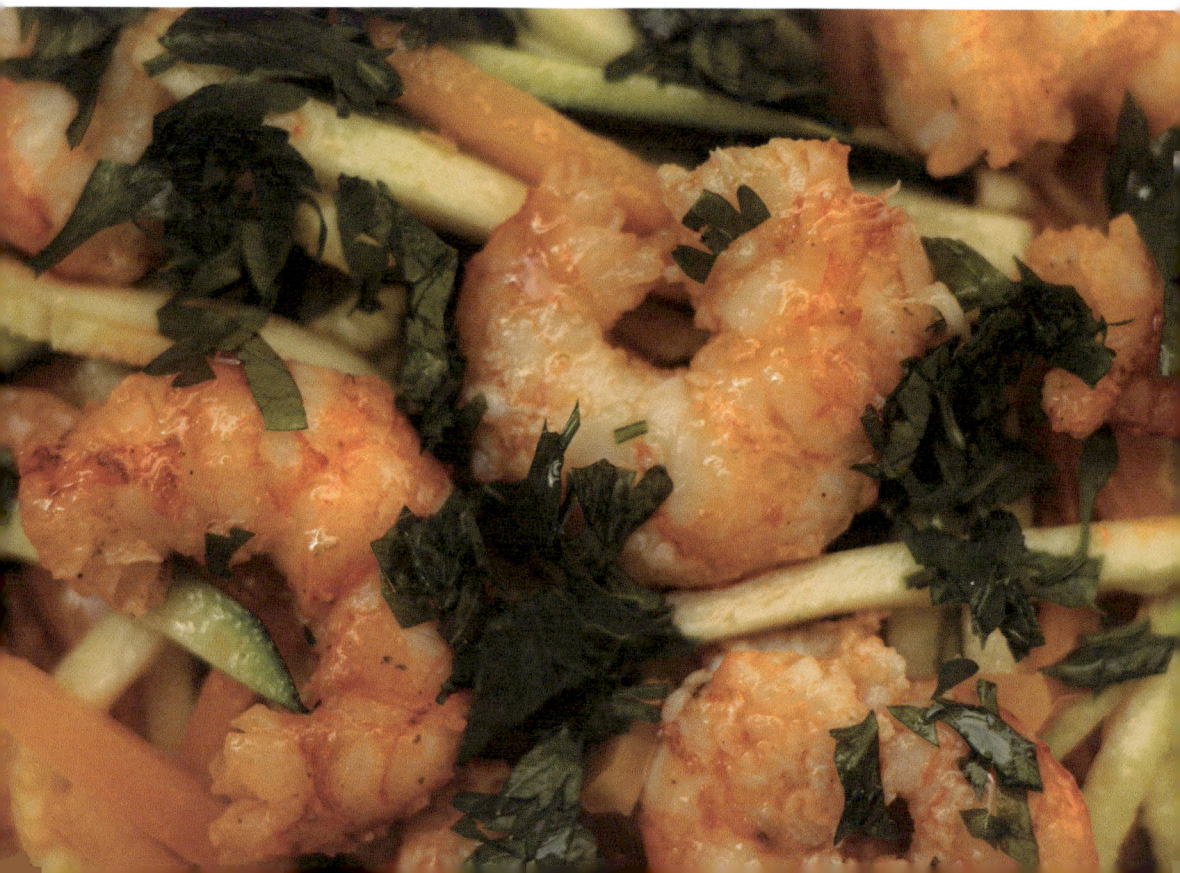

ENSALADA DE PATATA PREBIÓTICA

INGREDIENTES PARA 4 PERSONAS:

- 2 patatas cocinadas al vapor previamente y enfriadas en la nevera (lo ideal, del día anterior)
- un puñado de judías verdes/guisantes al vapor
- 2 rábanos
- ½ cebolla morada
- 2 huevos duros
- caballa/bonito en conserva
- hojas de endivias, para servir

ALIÑO:

- 2 cda. de AOVE
  1 cdta. de mostaza
- 1 cdta. de vinagre de manzana
- sal, pimienta negra
- perejil, para decorar

Cortamos las patatas, las judías, los rábanos y la cebolla. Salpimentamos, añadimos los huevos duros cortados y la caballa desmigada y mezclamos. Preparamos el aliño mezclando todos los ingredientes y decoramos con perejil picado. Puede servirse en hojas de endivias. También se puede guardar en la nevera para el día siguiente.

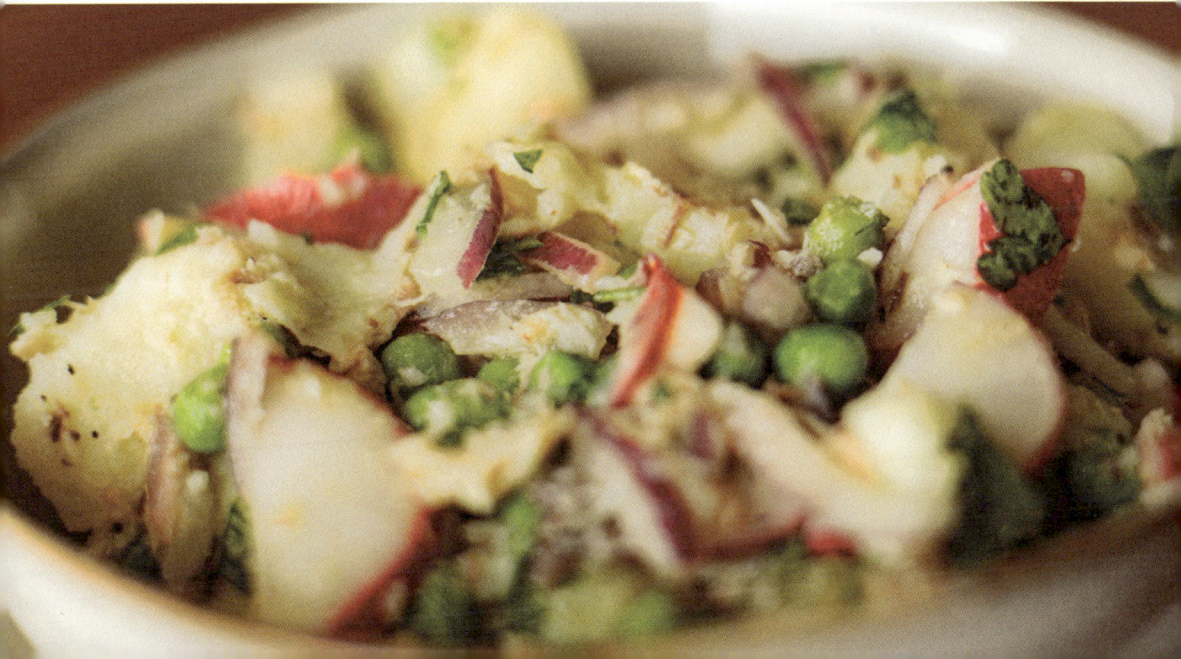

CREMA DE VERDURAS PREBIÓTICA

INGREDIENTES:

- 1 patata mediana
- 1 zanahoria
- 1 cebolla/puerro
- 1 calabacín
- sal, pimienta negra
- cúrcuma
- comino molido
- 1 manojo de tallos de espárragos/ tallo de brócoli
- huevo duro
- semillas de calabaza
- AOVE

Sofreímos la patata, la zanahoria, la cebolla o puerro y el calabacín, cortados en dados, en un chorrito de AOVE. Añadimos las especias y cubrimos con agua. En cuanto empiece a hervir, agregamos los tallos de espárragos o el tallo de brócoli pelado y cortado. Dejamos cocinar durante 20 minutos. Trituramos y servimos decorado con huevo duro, semillas de calabaza ligeramente tostadas y un chorrito de AOVE.

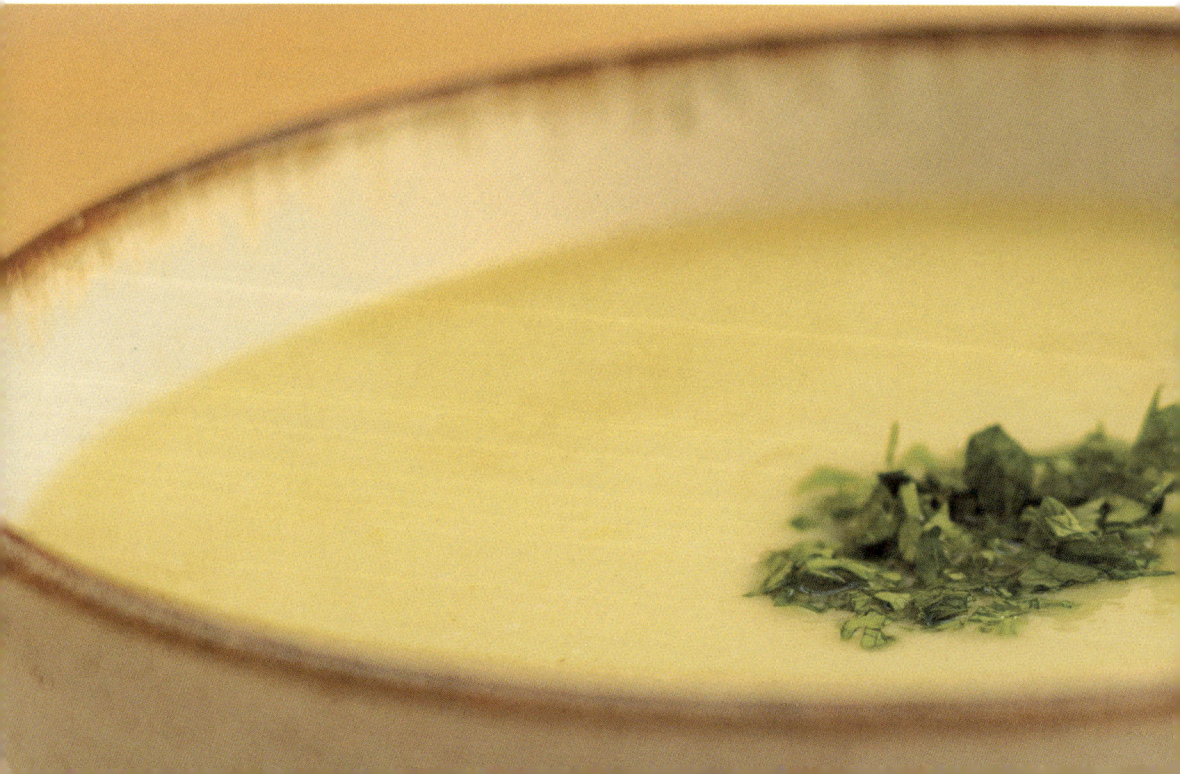

MUSAKA CON BECHAMEL DE COLIFLOR

INGREDIENTES
(para una fuente mediana):

- 2 berenjenas grandes

Para la boloñesa:

- 300 g de carne picada de pavo
- 1 zanahoria
- 1 cebolla
- 3 dientes de ajo
- 1 bote de tomate triturado
- sal, pimienta negra
- cúrcuma
- comino en polvo
- orégano/albahaca

Para la bechamel:

- 1 coliflor mediana
- 1 cucharada de mantequilla o AOVE
- sal, pimienta negra
- nuez moscada
- queso rallado

Cortamos las berenjenas en láminas, que disponemos en una fuente, salamos y horneamos durante 15 minutos a 180 °C (también las podemos hacer a la plancha). Mientras tanto, preparamos la salsa boloñesa y la bechamel de coliflor. Para la salsa boloñesa sofreímos la cebolla y el ajo finamente picado hasta que estén ligeramente dorados, añadimos la carne picada y sofreímos removiendo bien. Luego añadimos la zanahoria rallada, el tomate triturado y las especias y cocinamos durante 20-30 minutos.

Para la bechamel de coliflor lavamos y cortamos la coliflor y la hervimos hasta que esté tierna. La escurrimos y la trituramos con las especias y con la mantequilla/AOVE.

En una fuente mediana para horno ponemos un chorreón de aceite y una capa de berenjenas. Por encima disponemos la mitad de la salsa boloñesa y un poco de bechamel. Repetimos las capas y sobre la última capa de bechamel espolvoreamos el queso rallado. Horneamos a 180 °C hasta que esté dorada.

SALMOREJO CREMOSO SIN PAN

INGREDIENTES:

- 1 kg de tomates pera
- 2 huevos duros
- ½ aguacate
- un trozo de cebolla dulce (opcional)
- 1 diente de ajo (opcional)
- 50 ml de AOVE
- 2 cucharadas de vinagre de manzana
- sal

TOPPINGS:

- huevo duro, jamón de calidad, semillas de calabaza o de sésamo negro

Trituramos todos los ingredientes y servimos bien fresquito con el topping de nuestra elección.

TORTILLA DE ZANAHORIA/BONIATO

INGREDIENTES:

- 2 huevos
- 1 zanahoria rallada o ½ boniato cocinado
- 2-3 cucharadas de leche o leche vegetal
- una pizca de cúrcuma
- orégano
- sal y pimienta negra

RELLENOS:

- aguacate, queso fresco de cabra, jamón/fiambre de calidad, tomate, pimiento rojo, rabanitos, rúcula

Batimos los huevos y añadimos la zanahoria o el boniato y la leche. Condimentamos.

Cocinamos en una sartén antiadherente por ambos lados. Una vez hecha la tortilla, rellenamos con los ingredientes escogidos.

CREMA DE CALABAZA Y LENTEJAS ROJAS

INGREDIENTES:

- ½ calabaza
- 1 zanahoria
- 1 cebolla/puerro
- 2 cm de jengibre fresco o ½ cucharadita de jengibre molido
- ½ vaso de lentejas rojas
- sal, pimienta negra
- cúrcuma
- comino molido
- semillas de calabaza
- AOVE

Picamos la calabaza, la zanahoria y la cebolla o puerro y lo sofreímos. Añadimos el jengibre troceado y las especias y cubrimos con agua. Cocinamos 15 minutos, añadimos las lentejas rojas y dejamos cocinar 15 minutos más. Trituramos y servimos con semillas de calabaza ligeramente tostadas y un chorrito de AOVE. Se puede acompañar de queso feta, huevo o taquitos de jamón.

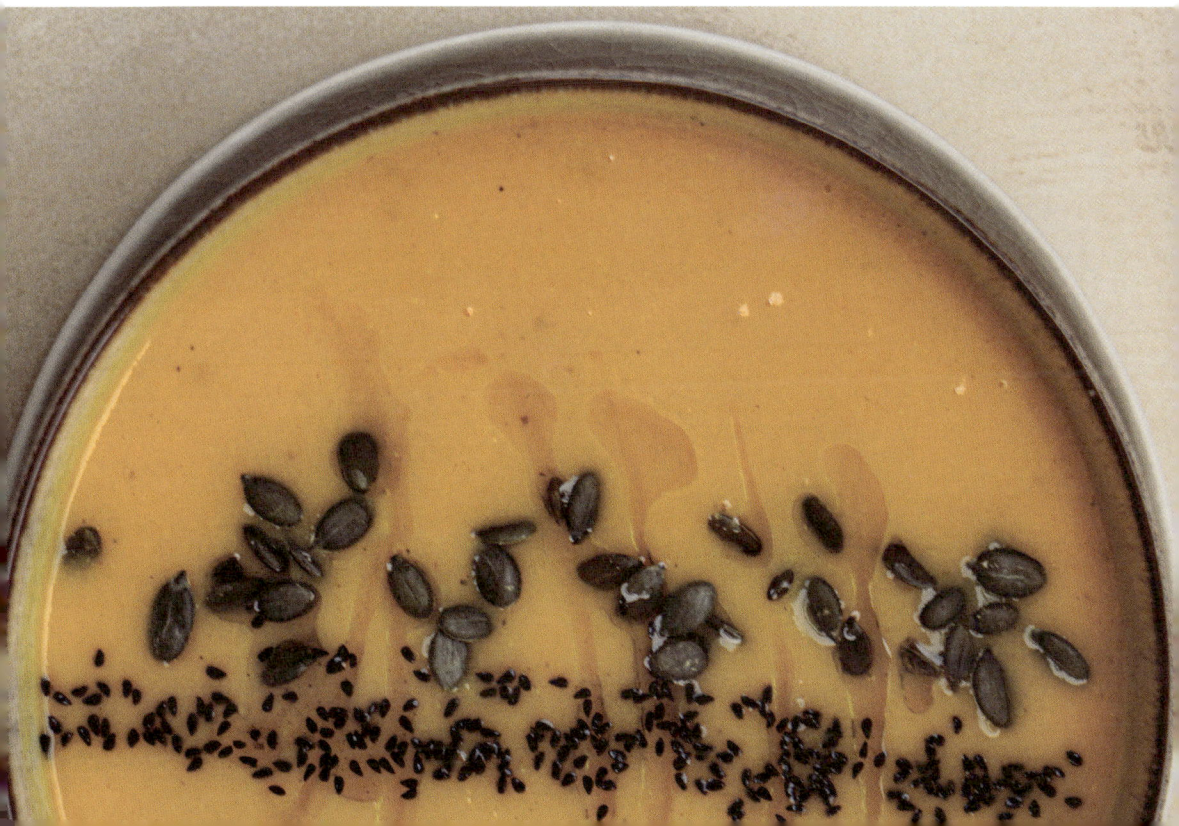

BOCADITOS DE BERENJENA/CALABACÍN

INGREDIENTES:

- 1 berenjena o calabacín medianos
- tomate frito/rodajas de tomate
- jamón/fiambre de pavo de calidad
- mozzarella, otro queso de calidad o levadura nutriciona
- sal, pimienta negra
- orégano seco u hojas de albahaca
- AOVE

Cortamos la berenjena/calabacín en láminas de 0,5 cm de grosor, salpimentamos, echamos un chorrito de AOVE y horneamos durante 15 minutos a 180 °C. Sacamos y decoramos con nuestro topping: disponemos por encima de cada rodaja el tomate frito o una rodaja de tomate, añadimos jamón de calidad y mozzarella o levadura nutricional. Espolvoreamos con el orégano seco o decoramos con hojas de albahaca fresca. Horneamos durante 10 minutos a 170 °C.

FRITTATA DE ACELGAS Y CALABAZA

INGREDIENTES:

- 1 vaso de calabaza en dados
- 1 cebolla
- 2 dientes de ajo
- 1 manojo de acelgas o 2 manojos de espinacas
- 5 huevos
- un puñado de queso rallado (opcional)
- ½ rulo de queso de cabra
- AOVE
- sal, pimienta
- cúrcuma
- orégano

Salteamos los dados de calabaza hasta que estén tiernos. Se puede echar un chorrito de agua y tapar para así acelerar la cocción.

Añadimos el ajo y la cebolla picados. Sofreímos hasta que se dore, añadimos las acelgas/espinacas (que habremos limpiado y troceado previamente) y salteamos un rato más.

Batimos los huevos con las especias y agregamos el queso rallado (si usamos) y la verdura salteada.

Vertemos la masa en un molde engrasado, decoramos con el queso de cabra y horneamos a 170 °C durante 30 minutos.

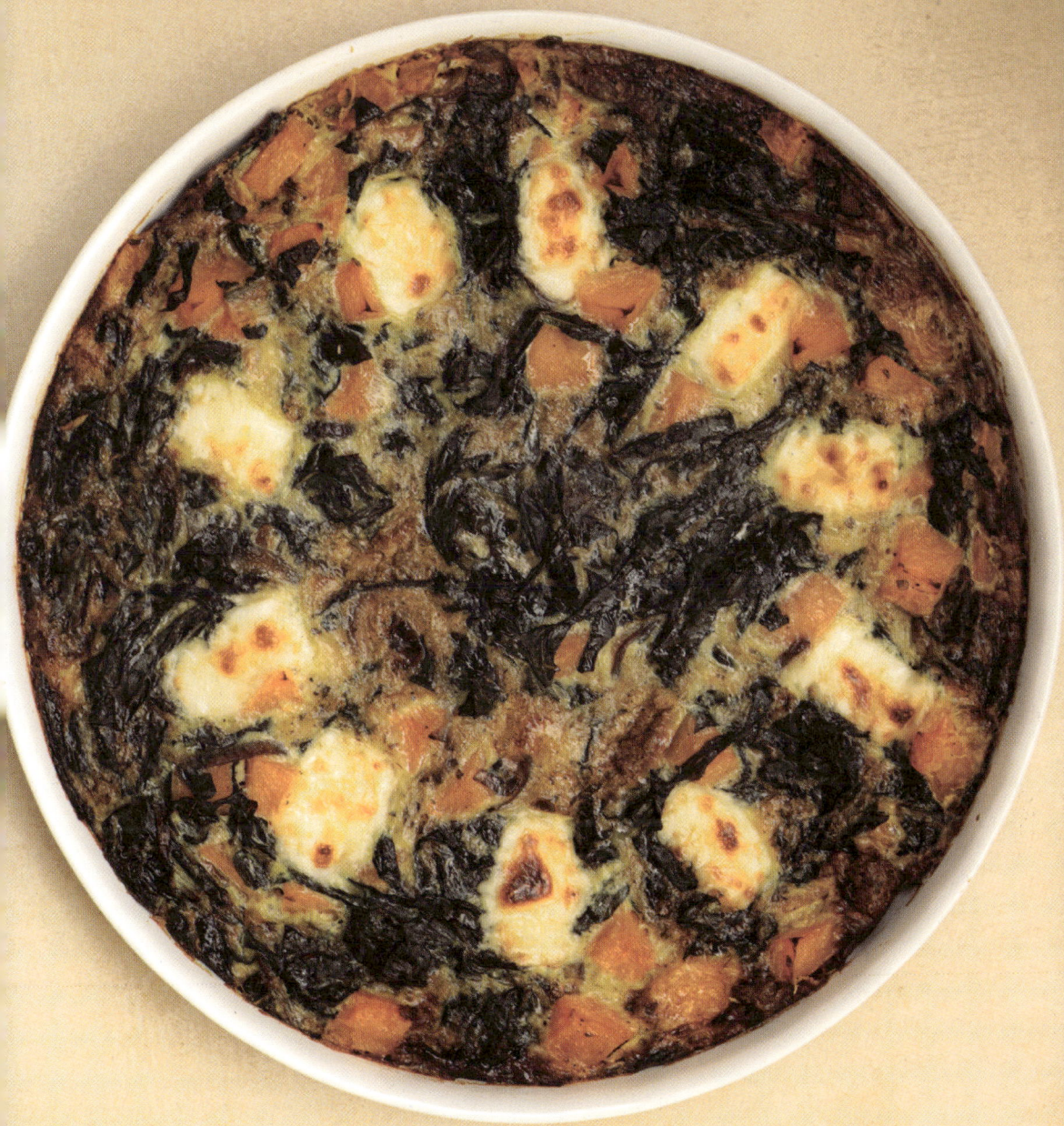

PAN DE SARRACENO FERMENTADO

INGREDIENTES (para 1 pan):

- 500 g de grano sarraceno
- 250 ml de agua
- 1 cucharada de psyllium
- 1 cucharadita de sal
- 1 cucharada de semillas de calabaza (opcional)
- 1 cucharadita de semillas de alcaravea (opcional)

Dejamos en remojo el grano sarraceno en abundante agua durante 10-12 horas. Podemos hacerlo la noche anterior y así la espera no se hará tan larga.

Luego desechamos el agua, enjuagamos y escurrimos bien. Añadimos el grano sarraceno remojado, 250 ml de agua, sal y psyllium en un bol y trituramos bien hasta obtener una masa homogénea. Ahora, si lo deseamos, podemos añadir las semillas de calabaza o alcaravea.

Disponemos la masa obtenida en un molde rectangular, engrasado o forrado con papel vegetal. Ahora lo dejamos fermentar y subir durante 10-12 horas. Idealmente la temperatura ambiental debería ser mayor a 22 ˚C y, si no es así, procuremos dejarlo fermentar cerca de una fuente de calor (por ejemplo, una ventana o un radiador). Horneamos a 180 ˚C durante 50-60 minutos.

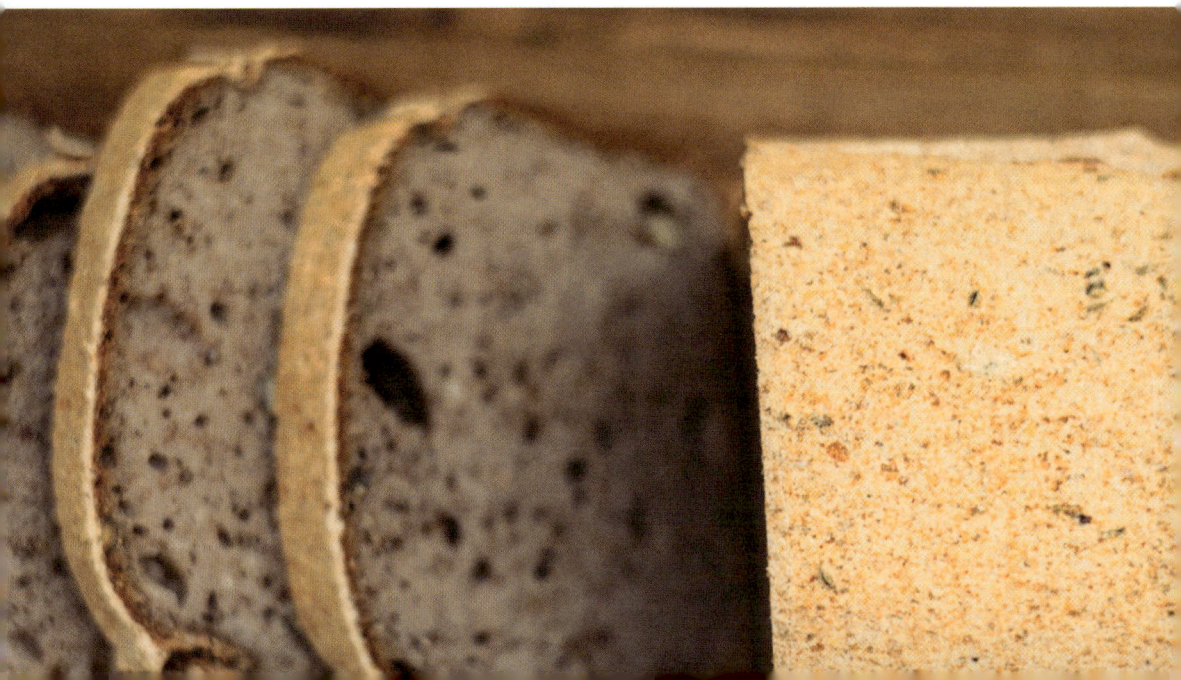

AGUACATE RELLENO

INGREDIENTES:

- 1 aguacate
- un chorrito de zumo de limón
- 1 huevo cocido
- un puñadito de gambas cocidas
- 1 tomate pequeño
- cebollino
- sal, pimienta negra

Cortamos el aguacate por la mitad y sacamos con cuidado la carne para no romper la piel. Rociamos con el zumo de limón y machacamos bien.

Troceamos el huevo duro, las gambas y el tomate. Salpimentamos y lo mezclamos bien con el aguacate. Rellenamos las mitades de la piel de aguacate y decoramos con el cebollino finamente picado.

TOSTADAS DE BONIATO/CALABAZA

INGREDIENTES:

- 1 boniato/calabaza

TOPPINGS:

- aguacate, queso fresco de cabra, jamón, tomate cherry, pimiento rojo, rabanitos, rúcula

Pelamos y cortamos el boniato en láminas de 0,5 cm de grosor. Horneamos durante 20 minutos a 180 °C hasta que estén tiernas.

Dejamos enfriar. Podemos guardarlas en la nevera hasta 3 días. Justo antes del consumo podemos tostarlas en una sartén o grill.

Decoramos con el topping de nuestra elección, yo he elegido el aguacate, queso fresco de cabra, tomates cherry y rúcula.

POLLO CON NARANJA Y CEBOLLA MORADA

INGREDIENTES (para 2 raciones):

- 6 muslos de pollo
- 2 naranjas
- 1 cebolla morada
- 2 cucharadas de AOVE o mantequilla clarificada
- especias antiinflamatorias: cúrcuma, tomillo, romero
- sal, pimienta negra

Disponemos los muslos de pollo en un recipiente de vidrio apto para el horno. Añadimos las especias y el aceite o la mantequilla y, con la ayuda de un pincel, untamos bien los muslos.

Cortamos la cebolla en juliana. Exprimimos el zumo de una naranja y cortamos la otra en medias rodajas. Lo agregamos y horneamos a 180 ºC durante 1 hora aproximadamente.

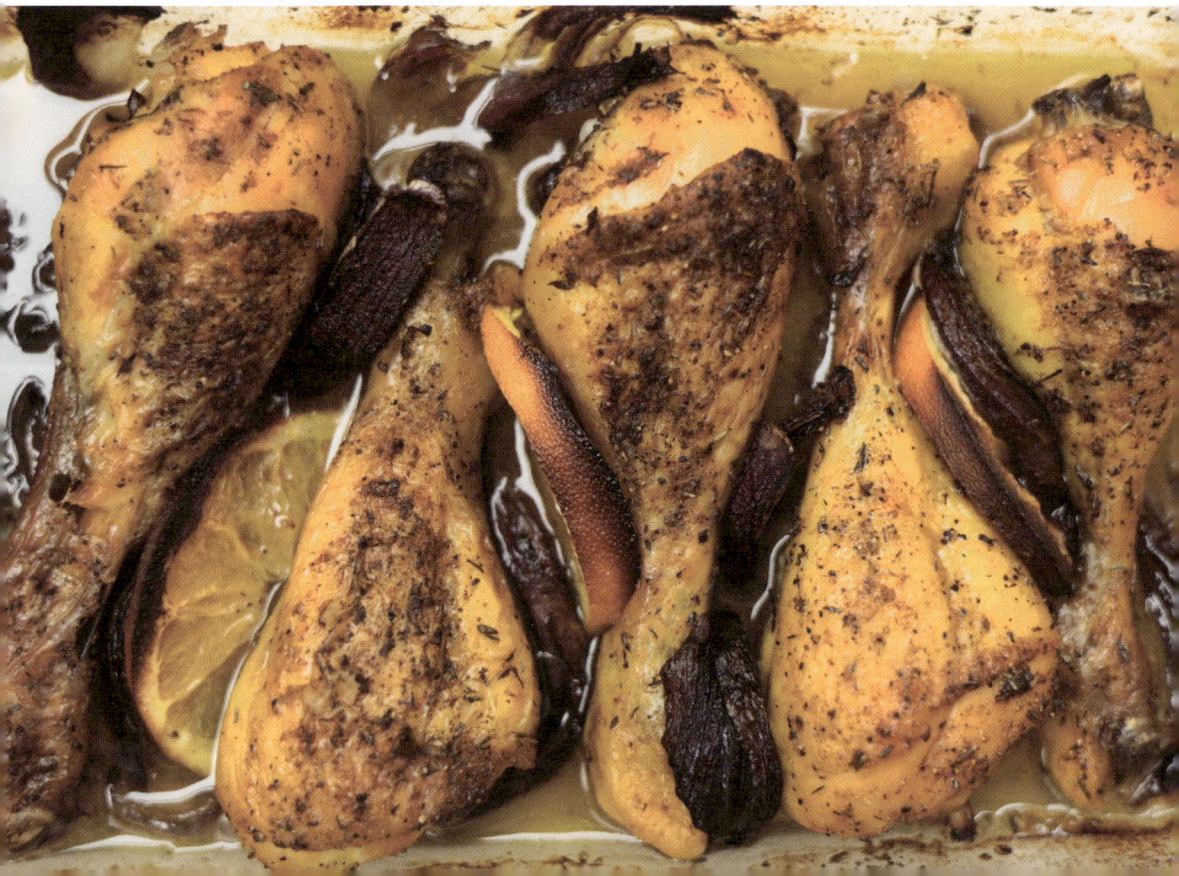

BATIDO VERDE DÉTOX

INGREDIENTES:

· un puñado de hojas verdes
  (kale o espinacas)

· un trozo de 1 cm de jengibre fresco

· ½ aguacate

· un trozo de rama de apio (opcional)

· 1 naranja

· 1 kiwi

· agua

Batimos bien todos los ingredientes con un procesa-dor potente hasta obtener una textura homogénea y le añadimos agua según la consistencia deseada.

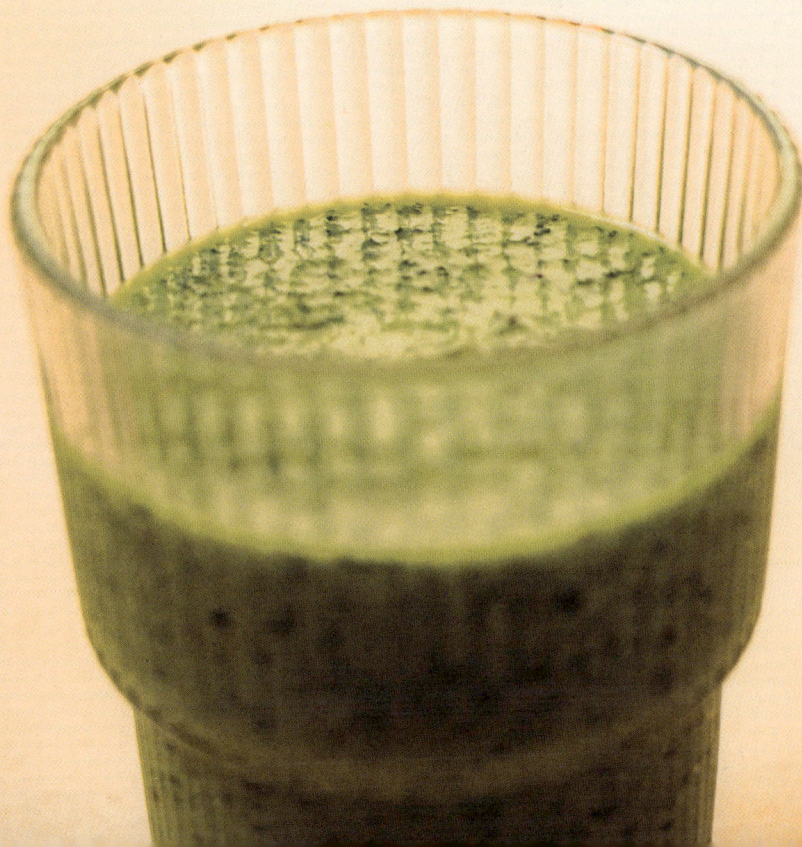

LECHE DORADA

- 300 ml de bebida de coco/almendra
- 1 cucharadita de cúrcuma en polvo
- una pizca de pimienta negra
- una pizca de jengibre en polvo
- una pizca de canela
- ½ cucharadita de aceite de coco

En un cazo calentamos la leche pero sin llevarla a ebullición, añadimos las especias y el aceite de coco, mezclamos bien para que no queden grumos y servimos.

Se puede endulzar con miel cruda.

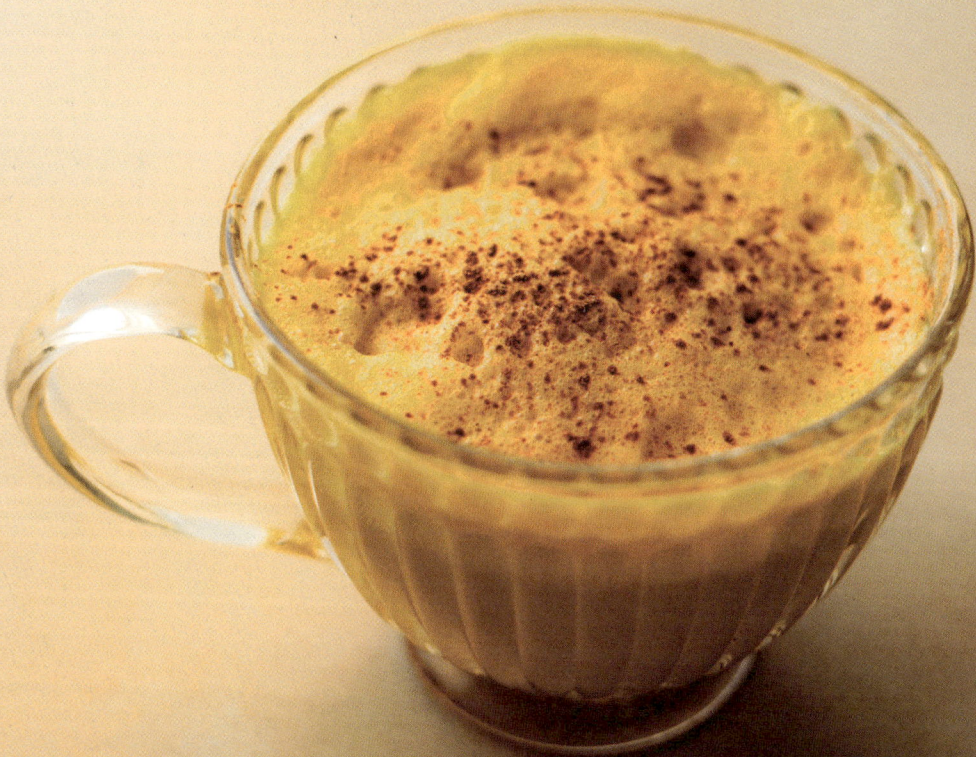

CALDO DE HUESOS

INGREDIENTES:

- 1 kg de huesos de ternera de pasto (pueden ser de pollo, cerdo, pavo, cordero, o una combinación)
- 1 cebolla
- 1 diente de ajo
- 1 puerro
- 2 zanahorias
- 1 rama de apio
- 2 cucharadas de vinagre de manzana sin filtrar
- 1 cucharadita de cúrcuma
- 1 ramita de perejil
- ½ cucharadita de tomillo y romero
- 1 cucharadita de jengibre en polvo o un trocito de jengibre fresco
- 1 hoja de laurel
- 1 cucharadita de sal
- agua

Ponemos todos los ingredientes cubiertos de agua en una olla de cocción lenta a baja temperatura y cocinamos durante 24-36 horas (hay quien lo deja incluso 48 horas). Si prefieres hacerlo a presión, cocínalo durante 2 horas y 20 minutos. Pasado el tiempo, dejamos enfriar.

Retiramos los huesos y las verduras y envasamos en tarros de cristal, que aguantarán en la nevera unos 5 o 6 días. También lo podemos congelar. Una vez refrigerado, la grasa solidificará en la parte superior del caldo; quitamos casi toda o la guardamos para cocinar con ella.

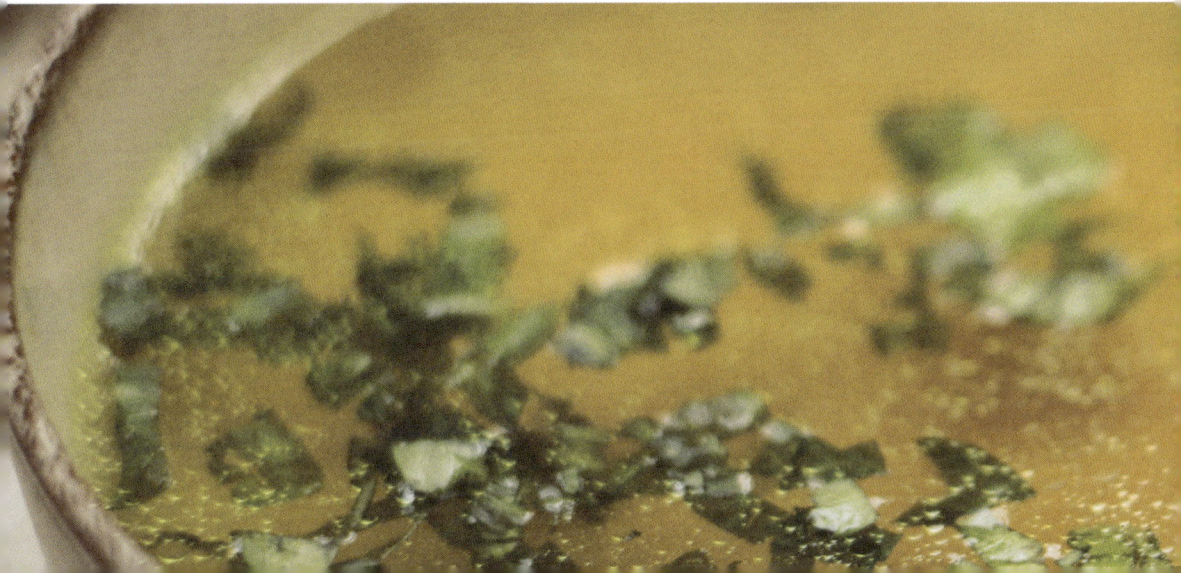

CREPES DE SARRACENO

INGREDIENTES (para 5 crepes):

- ½ vaso de harina de sarraceno (100 g)
- 150 ml de agua o leche vegetal
- 2 huevos
- aceite de coco

TOPPINGS DULCES:

- plátano, fruta de temporada, chips de coco o coco rallado, canela de Ceilán, crema de almendras

TOPPINGS SALADOS:

- aguacate, jamón, salmón, caballa/bonito en conserva, rúcula, tomate, etc.

Batimos todos los ingredientes para la masa, dejamos reposar un ratito (se puede guardar en la nevera tanto la masa cruda como los crepes hechos para el día siguiente). Cocinamos en una sartén con un poquito de aceite de coco virgen extra (da un buen saborcillo), aunque también podemos utilizar otro tipo de grasa saludable. Rellenamos con los ingredientes preferidos.

PATATA PREBIÓTICA Y ANTIINFLAMATORIA

INGREDIENTES:

- patata (la cantidad deseada, teniendo en cuenta que en la nevera aguanta 3-4 días)
- AOVE
- sal, pimienta negra
- cúrcuma
- tomillo
- orégano

Cocinamos u horneamos la patata, luego la dejamos enfriar y finalmente refrigeramos en la nevera al menos 6 horas. Después podemos calentarla ligeramente, sazonamos con las especias, aliñamos con el aceite de oliva, y listo.

Nota: Podemos hacer lo mismo con cualquier alimento rico en almidón (batata, yuca, arroz, pasta, legumbres).

PATÉ DE AGUACATE Y CABALLA

- 1 aguacate
- 2 lomos de caballa en aceite de oliva
- 1 cucharadita de zumo de limón
- una pizca de sal y pimienta negra

Trituramos o machacamos todos los ingredientes con un tenedor. Ideal para untar el pan de sarraceno.

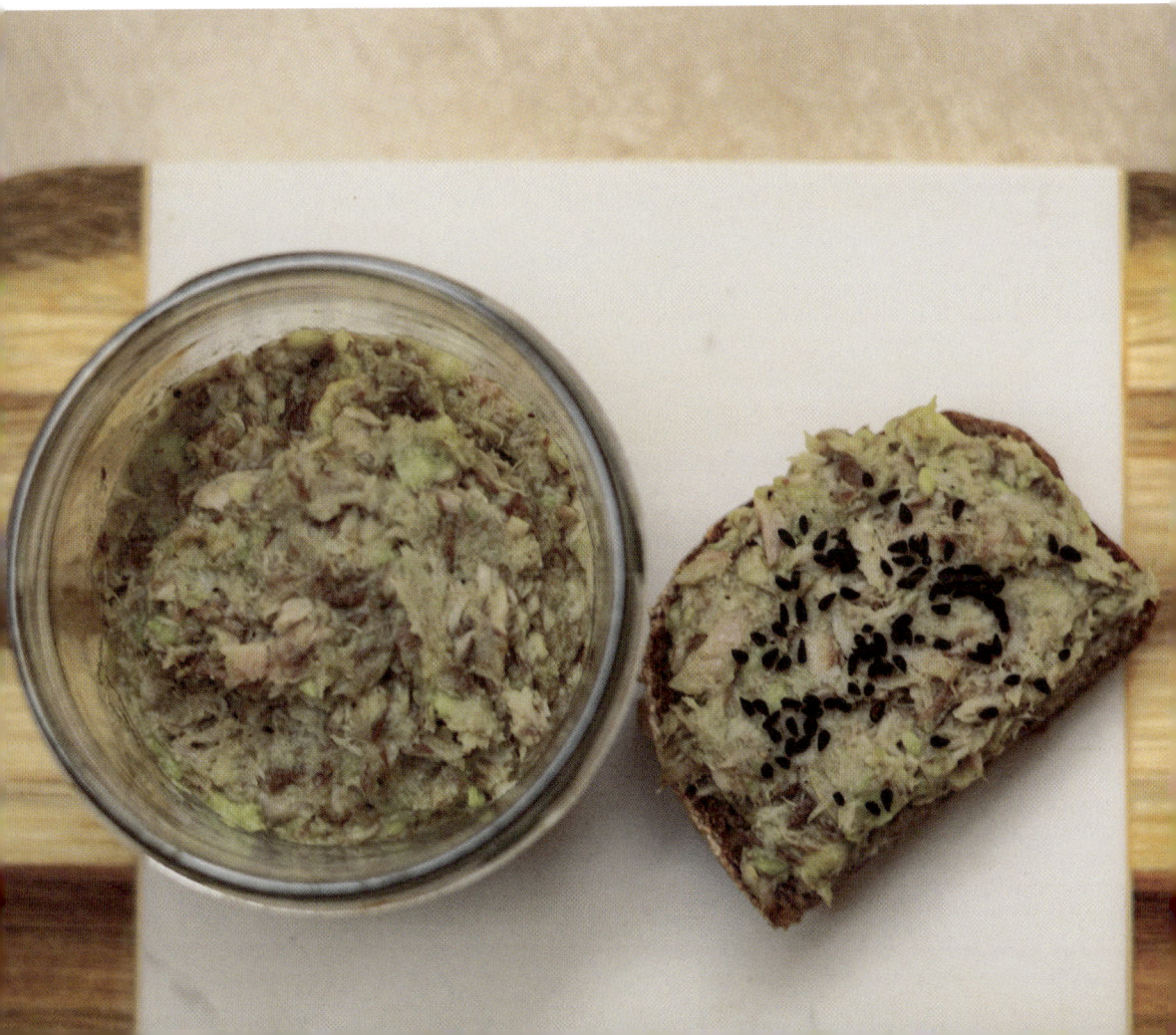

BROWNIE DE BONIATO

INGREDIENTES:

- 1 boniato mediano asado
  (250 g aprox.)
- 2 huevos
- 2 cdas. soperas de cacao negro
- 2 cucharadas de harina de coco
- 2 cucharadas de mantequilla/
  aceite de coco derretido
- ½ cucharadita de canela
- ½ cucharadita de bicarbonato/
  polvo de hornear
- 2 onzas de chocolate negro
  mín. 70 %
- nueces o almendras picadas

Asamos el boniato hasta que esté tierno, lo pelamos y lo trituramos con el resto de los ingredientes, menos el chocolate y las nueces.

Añadimos la mitad del chocolate y las nueces o almendras picadas, removemos todo bien y lo vertemos en un molde engrasado. Decoramos con el resto del chocolate y los frutos secos. Horneamos a 170 ˚C durante 30 minutos.

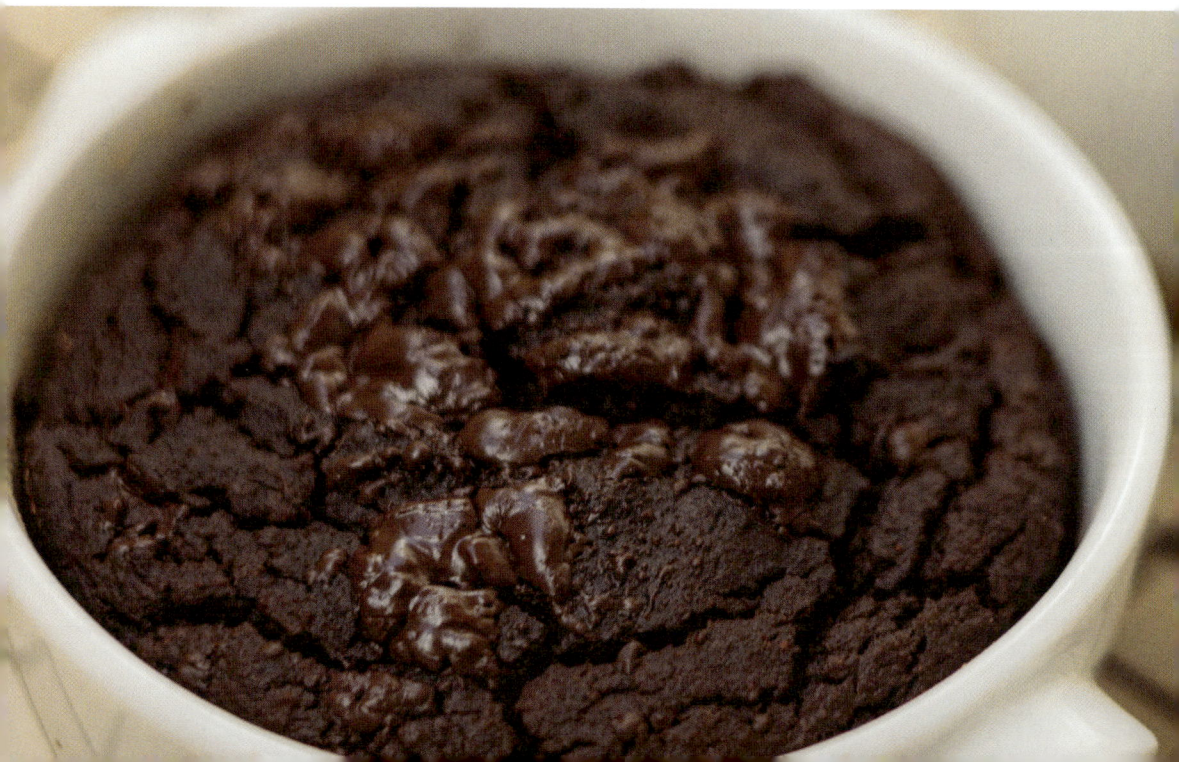

GRANOLA DE SARRACENO

INGREDIENTES (para una bandeja de horno):

- 100 g de trigo sarraceno en grano
- 50 g de semillas de calabaza
- 30 g de semillas de linaza
- 30 g de coco rallado
- 50 g de almendras picadas
- 50 g de nueces picadas
- 1 cucharadita de canela de Ceilán
- 3 cucharadas de aceite de coco derretido

Dejamos el grano sarraceno en remojo al menos durante 2 o 3 horas. Luego lo enjuagamos y lo escurrimos bien. Encendemos el horno y lo calentamos a 100 °C. Gracias a la baja temperatura prevenimos la oxidación de las grasas saludables de frutos secos y semillas.

Mezclamos todos los ingredientes y disponemos la mezcla en una bandeja de horno. Metemos la bandeja en el horno y dejamos hornear durante 2 o 3 horas. De vez en cuando vamos removiendo bien la granola y horneamos hasta que esté completamente seca. Finalmente guardamos la granola en un frasco de cristal. Es un delicioso topping para un yogur o un pudín de chía.

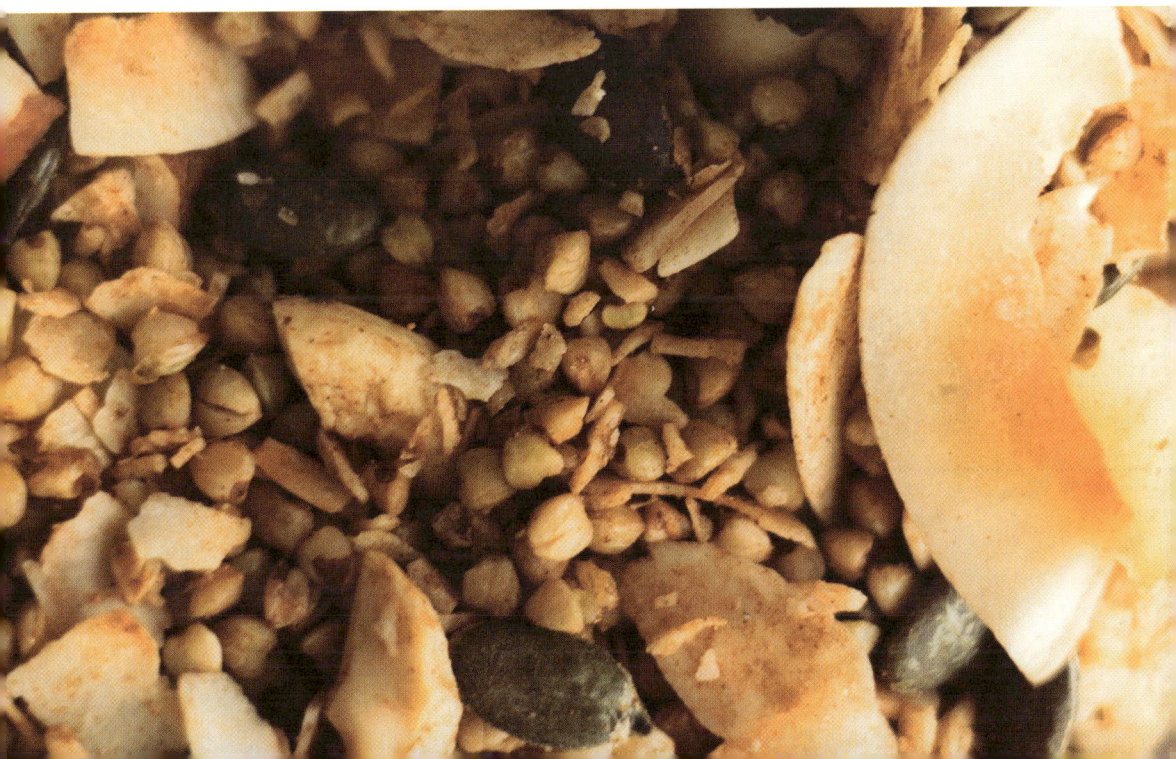

Conclusión

Hemos llegado al final de este recorrido, y deseo que cada página haya sido un paso hacia una mejor comprensión de un tema que, aunque invisible, está presente en la vida de todos: la inflamación. Mi objetivo al escribir este libro era precisamente ese, acercarte a este fenómeno que, en mayor o menor medida, afecta a nuestra salud y calidad de vida.

A través de estas páginas, no solo hemos explorado qué es la inflamación, cómo se manifiesta y qué la causa, sino también cómo podemos combatirla y prevenirla con decisiones conscientes en nuestro día a día.

Sé que cambiar hábitos no siempre es fácil, pero espero que la información que he compartido sea una herramienta poderosa para que tomes decisiones que mejoren tu bienestar. Los menús antiinflamatorios y las recetas que acompañan este libro están diseñados para ser más que simples ideas; son una guía práctica, adaptable y accesible para que, paso a paso, puedas aplicar estos conocimientos en tu rutina diaria, disfrutando de comidas que nutren tanto tu cuerpo como tu alma.

La inflamación crónica es un desafío común, pero también nos une en la posibilidad de superarla. Ahora tienes en tus manos el conocimiento necesario para identificarla, entenderla y tomar medidas concretas para reducirla. Más allá de la teoría, este libro busca inspirarte a transformar esa información en acción, porque cada pequeño cambio cuenta y puede marcar una gran diferencia en cómo te sientes y en cómo vives.

Gracias por permitirme acompañarte en este viaje hacia una vida más saludable, equilibrada y consciente. Estoy segura de que, con cada decisión que tomes a partir de ahora, estarás más cerca de cuidar tu salud de manera integral.

¡Tu bienestar está en tus manos, y estoy aquí para recordarte que cada paso hacia una vida más sana cuenta!

TUS RECETAS

Referencias

«Non-Celiac Gluten Sensitivity: The New Frontier of Gluten Related Disorders»
Carlo Catassi, Julio C. Bai, Bruno Bonaz, Gerd Bouma, Antonio Calabrò, Antonio Carroccio, Gemma Cas-
 tillejo, Carolina Ciacci, Fernanda Cristofori, Jernej Dolinsek, Ruggiero Francavilla, Luca Elli, Peter
 Green, Wolfgang Holtmeier, Peter Koehler, Sibylle Koletzko, Christof Meinhold, David Sanders, Mi-
 chael Schumann, Detlef Schuppan, Reiner Ullrich, Andreas Vécsei, Umberto Volta, Victor Zevallos,
 Anna Sapone y Alessio Fasano.
Nutrients, octubre de 2013, 5(10): 3839-3853, doi: <10.3390/nu5103839>.

**«Microbome and mucosal inflammation as extra-articular triggers for rheumatoid arthritis and au-
 toimmunity»**
Samuel B. Brusca, Steven B. Abramson y Jose U. Scher.
Current Opinion in Rheumatology, enero de 2014, 26(1): 101-107, doi: <10.1097/BOR.0000000000000008>.

**«Phytochemicals as Anti-Inflammatory Agents in Animal Models of Prevalent Inflammatory Di-
 seases»**
Seong Ah Shin, Byeong Jun Joo, Jun Seob Lee, Gyoungah Ryu, Minjoo Han, Woe Yeon Kim, Hyun Ho
 Park, Jun Hyuck Lee y Chang Sup Lee.
Molecules, diciembre de 2020, 25(24): 5932, doi: <10.3390/molecules25245932>.

«Flavonoids as Potential Anti-Inflammatory Molecules: A Review»
Jameel M. Al-Khayri, Gandasi Ravikumar Sahana, Praveen Nagella, Biljo V. Joseph, Fatima M. Alessa y
 Muneera Q. Al-Mssallem.
Molecules, mayo de 2022, 27(9): 2901, doi: <10.3390/molecules27092901>.

«Endocrine-Disrupting Chemicals and Disease Endpoints»
Changhwan Ahn y Eui-Bae Jeung.
International Journal of Molecular Sciences, marzo de 2023, 24(6): 5342, doi: <10.3390/ijms24065342>.

«The Impact of Systemic Inflammation on Alzheimer's Disease Pathology»
Junhua Xie, Lien Van Hoecke y Roosmarijn E. Vandenbroucke.
Frontiers in Immunology, 2021, 12: 796867, doi: <10.3389/fimmu.2021.796867>.

«Mechanisms of Action of Prebiotics and Their Effects on Gastro-Intestinal Disorders in Adults»
Michele Pier Luca Guarino, Annamaria Altomare, Sara Emerenziani, Claudia Di Rosa, Mentore Ribolsi,
    Paola Balestrieri, Paola Iovino, Giulia Rocchi y Michele Cicala.
Nutrients, abril de 2020, 12(4): 1037, doi: <10.3390/nu12041037>.

«Mechanisms of Action of Trans Fatty Acids»
Antwi-Boasiako Oteng y Sander Kersten.
Advances in Nutrition, mayo de 2020, 11(3): 697-708, doi: <10.1093/advances/nmz125>.

«Vitamin D Treatment Modulates Immune Activation in Cystic Fibrosis»
T. Pincikova, D. Paquin-Proulx, J. K. Sandberg, M. Flodström-Tullberg y L. Hjelte.
Clinical and Experimental Immunology, septiembre de 2017, 189(3): 359-371, doi: <10.1111/cei.12984>.

«Sedentary Lifestyle: Overview of Updated Evidence of Potential Health Risks»
Jung Ha Park, Ji Hyun Moon, Hyeon Ju Kim, Mi Hee Kong y Yun Hwan Oh.
Korean Journal of Family Medicine, noviembre de 2020, 41(6): 365-373, doi: <10.4082/kjfm.20.0165>.

«Keeping an Eye on Circadian Time in Clinical Research and Medicine»
Elizabeth B. Klerman, Allison Brager, Mary A. Carskadon, Christopher M. Depner, Russell Foster, Namni
    Goel, Mary Harrington, Paul M. Holloway, Melissa P. Knauert, Monique K. LeBourgeois, Jonathan
    Lipton, Martha Merrow, Sara Montagnese, Mingming Ning, David Ray, Frank A. J. L. Scheer, Steven
    A. Shea, Debra J. Skene, Claudia Spies, Bart Staels, Marie-Pierre St-Onge, Steffen Tiedt, Phyllis C.
    Zee y Helen J. Burgess.
Clinical and Translational Medicine, diciembre de 2022, 12(12): e1131, doi: <10.1002/ctm2.113>.